医学实验室基础操作

Basic Operations in Medical Laboratory

主　编　王　征　王　琳

编　委（以姓氏笔画为序）

王　宁　华中科技大学同济医学院附属协和医院

王　征　华中科技大学同济医学院附属协和医院

王　琳　华中科技大学同济医学院附属协和医院

田少博　华中科技大学同济医学院附属协和医院

向梦茜　华中科技大学同济医学院附属协和医院

李鑫波　华中科技大学同济医学院附属协和医院

科学出版社

北　京

内 容 简 介

本书共分为七章，内容按照从初入实验室到熟练掌握各项实验技能的顺序进行介绍。本着安全第一的原则，本书第一章介绍实验室安全相关内容，包括实验室格局和基本构成单元，以及实验室消防安全、生物安全、安全措施等。第二章介绍实验过程中需要了解的注意事项，包括实验前期准备工作、试剂管理规范、实验记录规范和注意事项、实验后废物处理。第三章主要介绍实验室常用仪器使用方法和注意事项。第四章至第七章介绍细胞实验、细菌基础实验、分子生物学基础实验、实验动物基础操作等内容。

本书为医学实验室基础操作手册，旨在为即将进入医学实验室开展科研实验的本科生、研究生及科研人员等读者提供基础实验指导，以帮助其快速适应科研工作。

图书在版编目（CIP）数据

医学实验室基础操作 / 王征，王琳主编. -- 北京 : 科学出版社，2025. 7. -- ISBN 978-7-03-081679-5

Ⅰ. R446

中国国家版本馆 CIP 数据核字第 2025L35G49 号

责任编辑：钟　慧 / 责任校对：宁辉彩
责任印制：张　伟 / 封面设计：无极书装

科学出版社 出版
北京东黄城根北街 16 号
邮政编码：100717
http://www.sciencep.com
北京厚诚则铭印刷科技有限公司印刷
科学出版社发行　各地新华书店经销
*
2025 年 7 月第　一　版　开本：787×1092　1/32
2025 年 7 月第一次印刷　印张：3　1/4
字数：99 000
定价：25.00 元
（如有印装质量问题，我社负责调换）

前　言

医学实验室作为开展医学科学研究的重要场所，对基础医学研究、临床诊断、药物开发及疾病防治等工作有至关重要的支撑作用。实验室安全性、实验操作的规范性及数据的可靠性是科研活动的重要要素。培养科研人员掌握科学、规范的实验技能，确保实验操作的安全、规范及数据的准确，是当前医学教育与科研实践的重要任务之一。

医学实验技术涵盖广泛，每项实验操作均要求科研人员具备扎实的技能基础和保持科学严谨的科研态度。本书基于编者多年医学实验教学与科研指导经验，结合当前医学实验室常见实验技术的实际应用编写而成。本书通过系统阐述实验室安全规范、实验技术与操作流程，为即将进入医学实验室开展科研实验的本科生、研究生及科研人员等读者提供基础实验指导，以帮助其快速适应科研工作。

在内容结构上，本书首先强调实验室安全，此乃所有科研活动的前提。随着实验室规模的扩大与实验技术的多样化，安全管理的复杂性日益增加。本书详细阐释实验室安全基本要求，包括布局、消防设施、生物安全规范及日常管理措施，确保读者充分认识安全操作的重要性，避免事故发生。

此外，本书介绍实验注意事项。实验的成功离不开严谨的操作流程与规范管理，从实验前准备工作、试剂管理规范、实验记录规范，到实验后废物处理，任何环节均可能影响实验结果。实验前准备工作，特别是试剂规范管理与实验材料质量控制，直接决定着实验的有效性；实验记录规范关乎数据完整性与可追溯性，有助于提高实验的可靠性与成果重现。本书着重强调试剂管理规范、实验记录规范及实验后废物处理等内容，以期助力读者养成良好的实验习惯，确保操作规范性与科学性。

实验仪器是医学实验不可或缺的工具，熟悉操作原理与技巧是实验成功的基础。本书还详细介绍了实验室常用的仪器及其操作方法与注意事项，帮助读者掌握正确使用方法，减少操作不当导致的实验误差与设备损坏。

在实验技术方面，本书覆盖医学实验基础技术，包括细胞实验、细菌基础实验、分子生物学基础实验及实验动物基础操作等。细胞培养技术、分子生物学技术、蛋白质分析技术、流式细胞术等为现代医学实验核心技术。本书系统讲解这些技术，涵盖其操作步骤与基本原理，便于读者理解科学基础。

在实验动物基础操作部分，涉及饲养管理、基本操作技术及相关伦理问题，强调遵守伦理规范，保障动物福利与实验结果科学性。

尽管我们力求全面覆盖常见基础操作技术，但因医学研究的多样性与不断发展，部分新兴实验技术和设备未涉及，如高通量筛选、精准医学新型实验平台等。本书主要聚焦实验基础操作与常见技术，为读者提供相对完整的实验操作框架。

最后，感谢为本书编写与审核提供支持的专家与同仁，也感谢广大读者关注与支持。愿本书为您的医学实验研究提供有益指导，为科研探索奠定坚实基础。

编　者

2024年12月

目　录

第一章　实验室安全

科研型医院的医学实验室是现代医院开展医疗、教学、科研任务的必要组成部分。因此，优化实验室设计，建设专业化实验室，在医院科研工作中极其重要。为加强科研型医院医学实验室安全管理、从源头控制实验室安全风险、预防和减少实验室安全事故的发生，实验室人员必须学习并遵守实验室各项规定。

一、实验室布局和消防设施位置

实验室人员必须了解实验室及实验楼的布局，包括实验室内自来水阀门、各个水槽和下水道、配电箱和配电柜等电源设备的位置，各个开关插座的位置和作用，以及实验楼内消防栓的位置及消防通道。

二、实验室消防安全注意事项

实验室人员必须参加消防安全专业培训，掌握相应消防知识，明确实验室发生火灾的危险性，熟练操作消防器材以扑救初期火灾，通过准入制度考核后才能开展实验工作。

1. 实验室用水安全

（1）漏水处理：若发现水龙头或水管漏水，应及时上报，尽快维修，避免长时间漏水导致设施损坏。

（2）下水道维护：固体垃圾禁止倒入水槽及下水道，及时清理下水道口的杂物。若下水道排水不畅应及时报告，尽快维修。

（3）冷却水使用：用完冷却水及时关闭水龙头，防止设备损坏，节约用水。

2. 实验室用电安全

（1）设备断电：实验结束后，关闭非必须维持运行的设备。必须维持运行的设备，如正在运行的冰箱、培养箱等不得断电。如遇停电，短期停电则禁止使用相关设备，应配备备用电源以防长期停电。

（2）设备维修：如遇仪器故障或线路损坏，应立即切断电源，及时上报，尽快维修。

（3）触电事故：发生触电时，应立即切断电源或使用绝缘棒使触电者脱离电源，并迅速进行急救。

（4）线路管理：严禁私拉电线。

（5）使用具有过载保护的插线板，禁止串联使用插线板。

（6）烘箱内禁止存放、干燥、烘焙有机物。使用反应釜前应接受严格培训，考核通过后报备使用。

3. 实验室气体安全 实验室禁止使用易燃、易爆气体，如氢气等。普通气瓶使用规范如下：

（1）连接气瓶：选择减压阀应注意气瓶类型，阀门螺丝口须拧紧，随后检查是否漏气。

（2）开启气瓶：握住总阀，沿逆时针方向旋转打开，之后同样逆时针旋转打开减压阀。

（3）关闭气瓶：握住总阀，沿顺时针方向旋转关闭，之后同样顺时针旋转关闭减压阀。

（4）存放气瓶：气瓶直立放置时要稳妥，须远离热源，避免暴晒和强烈震动。

4. 实验室用火安全

（1）严禁明火加热有机溶剂，可用水浴、油浴加热，时刻看管，不得离开操作人员的视线。

（2）禁止在超净工作台及生物安全柜中使用酒精灯。

（3）尽量用金属浴、水浴锅等仪器代替明火加热，必须使用明火（如酒精灯）时，在空台面上使用，远离易燃、易爆物品，不离开操作人员的视线，用完立刻熄灭。

（4）禁止吸烟。

5. 发生消防事故时的应对策略

（1）逃离火场时，用湿巾/湿布捂住口鼻，弯腰匍匐扶墙前进，找到安全出口逃离火场。

（2）如被困室内，应冷静应对，尽力防止火势蔓延到室内，泼水降低自身及屋内温度，于窗口或阳台挥手或挥动显眼物品，同时高声呼救或发出其他求救信号，等待专业人员救援。

（3）发生火灾时禁止使用电梯，因为一旦电梯断电，则可能被困电梯内而无法逃离。

（4）发生重大事故时，应立即联系相关部门，尽早控制并防止事故进一步扩大。

三、实验室生物安全

实验室人员应切实增强生物安全意识，掌握必备知识和技能，对可能发生的突发事件进行科学预测和评估，完善应急预案并进行演练，确保发生生物安全事故后能及时妥善处置。

1. 病原微生物危害程度分类 参考《病原微生物实验室生物安全管理条例》，病原微生物分为四类：①第一类病原微生物，是指能引起人类或者动物非常严重疾病的微生物，以及我国尚未发现或者已宣布消灭的微生物。②第二类病原微生物，是指能引起人类或者动物严重疾病，比较容易直接或者间接在人与人、动物与人、动物与动物之间传播的微生物。③第三类病原微生物，是指能引起人类或者动物疾病，但一般情况下对人、动物或者环境不构成严重危害，传播风险有限，实验室感染后很少引起严重疾病，并且具备有效治疗和预防措施的微生物。④第四类病原微生物，是指在通常情况下不会引起人类或者动物疾病的微生物。第一类、第二类病原微生物统称为高致病性病原微生物。

2. 实验室生物安全防护等级（biological safety level，BSL） 实验室分为洁净区、污染区、半污染区、缓冲区。人流通道、物流通道、楼梯、电梯均分开。实验室围护结构表面光滑，耐腐蚀、防水，易清洁消毒，地面防渗漏、无接缝，无地漏。实验室生物安全防护等级分为 4 级，一级防护水平最低，四级防护水平最高，不同生物安全防护水平实验室的建立和评价标准如下。

（1）一级生物实验室：适用于对健康工作者和动物无致病作用的微生物，如用于教学的普通微生物实验室等，具有Ⅰ级防护水平。

（2）二级生物实验室：适用于对人或环境具有中等潜在危害的微生物，具有Ⅱ级防护水平。

（3）三级生物实验室：适用于能通过呼吸途径传播严重疾病，甚至致死的致病性微生物及其毒素，具有Ⅲ级防护水平。

（4）四级生物实验室：适用于对人体具有高度的危险性，通过气溶胶途径传播或传播途径不明，目前尚无有效的疫苗或治疗方法的致病性微生物及其毒素，具有Ⅳ级防护水平。

3. 生物安全要点 对涉及高致病性病原微生物菌（毒）种及样本的人员进行教育、培训和准入管理，切实增强其生物安全意识。重点做好高致病性病原微生物菌（毒）种及样本保藏、运输和实验活动的监督管理。加强病原微生物菌（毒）库安全保卫工作，严防在运输、储存中被盗、被抢、丢失、泄漏等事故发生，确保万无一失。

实验室生物危害途径一般包括：被尖锐物品刺伤、划伤、割伤，被钝器砸伤；皮肤、黏膜沾染微生物；食入有毒/有害物质；被实验动物咬伤或抓伤；吸入刺激性气体和微生物气溶胶等。其中，气溶胶防护尤为重要。

4. 气溶胶的产生

（1）打开任何带盖的试管塞或瓶盖时均可产生气溶胶。

（2）离心、重悬、振荡或涡旋时试管未牢固盖紧可产生气溶胶。

（3）用吸管或移液器时，用力吹出吸管或移液器吸头内最后一滴液体会产生气溶胶。

（4）倾倒液态培养物或上清液时会产生气溶胶。

5. 气溶胶的防范 在通风柜、通风橱或者生物安全柜进行可能产生气溶胶的操作，并戴口罩保护自己。离心时实验人员与离心机保持一定距离，待离心机停止后 2～3min 再打开机盖，减少气溶胶对实验人员的危害。

6. 生物废弃物处理

（1）生物化学类实验废弃物应用黄色专用塑料袋进行包装分类收集，做好标识，按有关规定及时送生化固废中转站。

（2）锐器类废弃物需用牢固、厚实的容器（如利器盒等）妥善包装。对于病原微生物污染的废弃物，须先在实验室进行有效灭活后方可送储。

（3）可能存在感染性的其他废弃材料应先放在密闭容器中（如带有相应标记的可高压塑料盒或塑料袋）集中高压灭菌。之后由专业环保公司分拣回收，做无害化处置。

7. 液体溢洒事故应急处理 当生物安全柜内有少量液体溢洒时，应用吸水纸巾或抹布吸取溢洒液体，然后用纱布或吸水纸巾浸润消毒液擦拭台面，同时擦拭生物安全柜体及其内部所有物品。处理完成后洗手，更换新手套。

四、科研医学实验室安全措施

为保护实验室人员自身安全，实验室人员应以不暴露自己于危险中为准则。坚决区分实验区和生活区，明确不同区域中可实施的操作。

1. 进入实验室

（1）禁止穿短裤、裙子及露趾拖鞋。

（2）摘除首饰，长发应束于脑后。

（3）按规定穿着合适尺码的实验服，不能敞开或露出手臂，衣扣要扣好。

（4）穿戴好口罩、手套和护目镜（近视眼镜不具备防护功能，近视眼镜上应佩戴护目镜），必要时戴面罩和防高温手套等。

2. 离开实验室

（1）离开实验区时应脱下手套、实验服和护目镜，并用洗手液清洁手部。实验服应单独存放，避免与日常服饰混放，每周清洗一次。禁止身着实验服进入生活区，禁止在实验区进食、饮水。

（2）离开实验室前应检查非必需维持运行的设备是否关闭，检查水、电、门窗是否已关闭，并确保安全。

第二章　实验注意事项

一、实验前准备工作

1. 实验设计框架　课题主标题（实验主题）+课题副标题（阶段目标题目）。

2. 实验设计内容

（1）研究背景：研究背景和意义；领域背景和现状；研究问题和意义；研究目标和任务；研究创新点。

（2）研究方法：研究思路和方法；实验设计；数据分析方法。

（3）实验结果：实验结果展示；数据统计和分析；结果解读和讨论。

（4）实验后总结：实验结论和亮点总结；研究的应用价值和应用前景。

二、试剂管理规范

确保实验结果准确的首要条件是保证试剂质量。化学试剂是科研工作者的重要工具，忽略试剂管理不仅会影响实验结果，拖延实验进度，还会造成严重安全隐患。

1. 化学试剂的配制流程

（1）按照《中国药典》或被批准的书面规程中记载的标准方法配制所需化学试剂。

（2）配制试剂时，使用干净无痕器具和已校准的精密量器，按照配制要求选用适当的称量仪器。

（3）试剂选用应与实验规程相符。配好后在试剂瓶壁上贴标签，标签上应标明试剂名称、浓度、配制日期、有效日期和配制人员等信息。

2. 化学试剂的贮存规范

（1）配好的试剂应放在有盖（塞）的干净容器中，易光解试剂应置于棕色瓶中在暗处储存，挥发性试剂要塞紧瓶塞，易氧化（或接触空气变质）试剂用蜡封口。

（2）试剂要按有关规定放在试剂架或橱柜内贮存，过期试剂由专人回收。

3. 化学试剂的使用规范

（1）在使用试剂之前，需检查其名称、化学式、浓度、使用期限、外观等特征。超过使用期限、无标签、外观不符及有变质现象的试剂不能使用。

（2）取出未用完的试剂不能倒回原瓶。

（3）抓取试剂瓶时标签应对着手心，防止瓶签沾染试剂而被损坏。

（4）冷冻贮藏的试剂使用时应避免反复冻融，首次解冻时按单次实验用量分装储存，每次实验按需取用，不便分装的试剂用完尽快放回原处，避免温度升高导致试剂变质；低沸点试剂使用结束要盖好内塞和外盖，置于冰箱冷藏。

（5）试剂用完应放回原处，防止位置错乱造成不必要的差错。

（6）公用试剂变质或过期，应及时向实验室管理员汇报，以便重新配制或购买。

（7）使用试剂时应注意避免交叉污染，使用吸管或移液器吸取试剂，且同一吸管或移液器吸头不能接触多种试剂或样品。注意试剂瓶塞不要接触其他污染物，试剂瓶口开启时间不宜过长。

4. 危险化学品的管理

（1）危险化学品必须存放在专业危险化学品安全存储柜中，并实行双人双锁管理。

（2）危险化学品的领用必须经过实验室负责人和课题负责人批准，在实验室危险化学品保管员处登记并写明用途、用量、申请人、领用人和领用时间后，按需领取。严禁私自存放危险化学品。

（3）使用剧毒化学品的实验必须严格记录使用情况，并在48小时内向保管员反馈使用情况，以备检查。

（4）严禁任何实验室和个人对外出售、转让或借用危险化学品。

（5）易致毒化学品和易燃、易爆化学试剂的采购必须经过单位在公安部门备案，由实验室负责人或课题负责人审批，在保管员处登记后，按需领取。

（6）低温存放的易燃、有毒、有害试剂应独立储存，并及时告知危险化学品保管员。

（7）实验试剂应根据危险性进行分类存放，严禁各类物品混杂堆积。

三、实验记录规范和注意事项

1. 实验记录的保存 原始数据记录是科研人员的必备素

养，妥善留存的实验记录是数据真实性的关键证明。

（1）实验记录组成：日期、课题名称、实验计划、实验步骤（操作流程）、实验结果、针对实验结果的讨论。

（2）实验记录须每日整理，避免遗忘。

（3）记录本前面空 3～5 页留作目录索引。根据标题及时总结实验内容，并记录实验结果及其引发的联想和讨论。

（4）保证字迹清晰和记录完整性，记录本页码要连贯，原始结果的缩印图可作为附件打印后粘贴于实验记录本，电子记录和手工记录共存。记录要清晰，条理分明，必要时可手绘插图。

（5）在实验试剂的容器表面写好“序号+时间”，记录试剂盒编号，部分杂志会审查每一个试剂盒的编号。

2. 实验图片和表格保存的注意事项

（1）图表的选择根据需要而定，若强调以精确数值展示大量数据，可用表格形式，一般使用三线表；若强调展示结果分布特征或变化趋势，则用图片形式。

（2）照相机图片使用高分辨率，推荐 2560×1920 或以上分辨率；在拍摄需对比尺寸的参照物时，如肿瘤体积、标本大小等，应使用钢尺作为参照；拍摄背景保持干净，推荐以浅蓝或纯黑板作为背景，尽量减少血渍及其他干扰物的影响；对焦要精准，不要逆光拍摄，减少晃动；及时挑选合适的原始照片，正确命名。

（3）条带类图片，如胶图等，拍摄时应保持胶片完整，不变形；灰度图分辨率不低于 300dpi；条带图需通过软件进行裁剪和预处理，添加箭头和实验对象、分子量等图注。

（4）显微照片泛指所有显微镜采集的照片，电荷耦合器件成像或扫描时设置较高的分辨率（灰度图≥600dpi，彩色图≥300dpi，越高越好）；注意添加标尺和放大倍数。

（5）数据类图片由数据处理软件生成，如 Excel、Origin、GraphPad、SPSS 等软件都可作图，属于线条图。一般线条图的投稿要求是分辨率≥1200dpi，或直接使用 pdf/eps 格式投稿。

（6）检测仪器输出图，如心电图、脑电图、基因测序图、基因芯片图、流式结果图、电子计算机断层扫描图、超声图、磁共振成像图和血管造影图等检测仪器自动输出的图形，应注意其是否有较高的分辨率（线条图≥1200dpi，灰度图≥600dpi，彩色图≥300dpi）。

3. 实验视频和音频保存注意事项 实验获取的原始视频

和音频数据文件往往较大，可购置一台专门的服务器保存，或使用 3 个以上的电子存储设备保存同一份数据，防止电子设备上的存储数据丢失。

四、实验后废物处理

1. 实验室化学废物处理 为保护实验室人员的健康和安全，同时防止环境污染，须完善化学废物管理，杜绝交叉污染，确保化学废弃物按照规范妥善处理。

2. 有害实验废液管理 对有毒、有害废液及过期化学品，实验室须指定专人负责。设置专门容器，随时分级、分类收集有毒、有害废液及过期化学品，定点存放。严禁任何人随意倾倒废液。可密封容器必须具有明显的标识（有机/无机废液桶），标识上应注明该废液的名称、组成、浓度、日期及该溶液废弃人的姓名。将装有废液的容器放在指定地点，由实验室剧毒试剂专职保管员与单位有关部门协作，定期组织全单位有毒、有害废液的集中处理。当强腐蚀性试剂可能与废液桶内的溶液发生反应时，应将其取用棕色瓶独立封装，贴标，并妥善保存。严禁将有毒、有害、强腐蚀性试剂及液体倒入水池中。

3. 有害实验废气管理 实验过程中产生的少量有毒气体可经过通风设备，如通风橱或通风管道，经过稀释后排出室外。通风管道应具备足够的高度以利于气体被空气充分稀释。完善的废气设备可处理废气，并在检测合格后排放，以保证环境不受污染。

4. 实验室固体废物处理 处理固体废物的方法与废液处理相似，须按照其不同性质进行分类收集和处理。存放实验废弃物时，须使用专用黄色塑料袋封装并标记“医疗废物”，生活垃圾则使用黑色塑料袋。用于微生物和细胞培养的耗材，在清洗或废弃前需进行彻底消毒处理，如通过高压蒸汽灭菌 30min，或在 1g/L 有效氯溶液中浸泡 2～6h。尖锐固体废弃物，如针头、带针头注射器、玻璃器皿碎片和手术刀片等，应存放于利器盒中，封闭盒子后由专业人员回收处理。

5. 利器盒使用规范 利器盒用于放置针头、刀片、玻璃碴等危险性锐器，也可盛放已使用的注射器、输血器、血袋等所有接触血液的医用器材及其他规定放入利器盒的医疗危险感染物品。

（1）使用方法

1）安装利器盒（图 2-1）：将盒盖盖住盒体，用力下压，组装完成。

2）逆时针旋转顶盖上的红色旋转盘以开启利器盒，顺时针旋转红色旋转盘以关闭利器盒。

3）收集注射器针头：将针头与针筒的连接处伸入水滴形孔中，确保卡住接口，稍微用力向外提拉针筒，使针头掉入利器盒内。

4）收集输液器的利器部分：将输液器利器部分伸入顶盖的大开孔中，用剪刀剪断，其利器部分掉入利器盒内。

5）金属刀片、玻璃碴等锐器，抽输血用的注射器、输液器等带血的污染物品可直接放入顶部大开孔中。

6）当利器盒中盛装物品至容积的70%时，应封闭利器盒，上交专业人员回收处理。

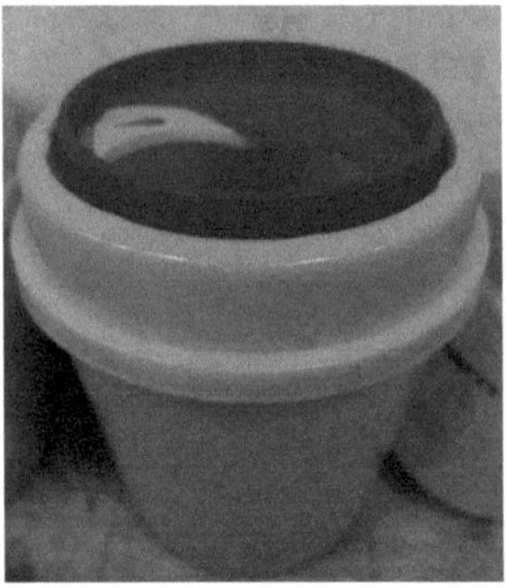

图 2-1　利器盒

（2）注意事项

1）请勿放置非穿刺性物品，如去针头的针筒。

2）每日巡查利器盒，及时更换利器盒。

第三章　实验常用仪器

一、移液器

移液器（图 3-1）容量可调节，为实验室常用小型仪器之一，用于取样加样。常用移液器根据量程可分为 0.5～2.5μL、1～10μL、2～20μL、20～200μL、100～1000μL 等规格。不同型号移液器使用不同规格吸头，一般 10μL 及更小量程的移液器使用白色吸头，20～200μL 移液器使用黄色吸头，1mL 移液器使用蓝色吸头。

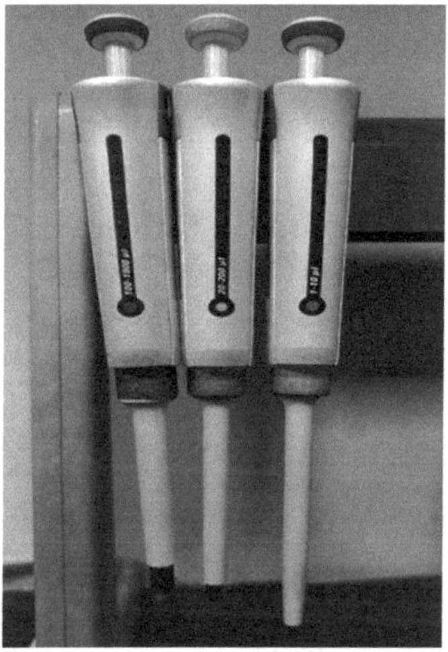

图 3-1　移液器

1. 使用方法

（1）先调整移液器量程，再插上对应吸头，旋转固定。

（2）竖直握住移液器，保持吸头朝下，按下顶部按钮到第一停点，然后将吸头末端插入液面下 3mm 左右，缓慢松开按钮至按钮停下。等待 1～2s 后拿起移液器，吸头离开液面。然后将吸头末端靠在所用容器内壁上，缓慢将按钮按到第一停点，等待 1～2s，再将按钮完全按下，然后使吸头沿容器内壁向上移开。

（3）使用完毕弃去吸头，将移液器调整到最大量程，并放回移液器支架。

2. 注意事项

（1）吸取液体时要缓慢匀速，防止液体过快吸入，飞溅到移液器杆内部。

（2）调整取液量旋钮时，不要过猛过快，注意计数器显示数字不可超过其可调范围。

（3）使用移液器时，严禁一个吸头吸取多种液体，也不能接触其他物品，避免污染。

（4）用完后，将移液器调至最大量程，以免弹簧长期压缩失去弹性。

（5）闲置移液器应放在移液器支架上，远离潮湿及腐蚀性物质。

（6）不要自行拆开移液器，需定期请专业人员进行校验、调试。

（7）移液器插上吸头时，操作切勿过猛过快。

二、显微镜

常用显微镜主要有体视显微镜（图 3-2 左）、普通倒置显微镜（图 3-2 右）、倒置荧光显微镜等。

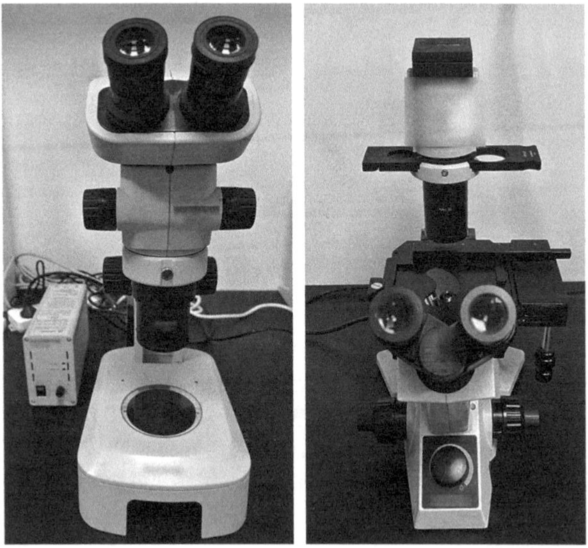

图 3-2　体视显微镜（左）与普通倒置显微镜（右）

1. 体视显微镜 是一种具有正像立体感的显微镜，通过目镜观察物体表面反射光，广泛用于物体表面观察。

（1）使用方法

1）根据物体颜色，选择工作台黑面和白面其中一面，将所需观察的物体放在工作台上。

2）选择适当的放大倍率，换上所需的目镜（10×或20×）。

3）操作时，将物体移至工作台中心位置。

4）转动升降旋钮，使左目镜能看到清晰物像。

5）改变目镜间的距离，适应观察者瞳距。

6）可转动右目镜调焦环使左右目镜同样清晰。

（2）注意事项

1）视场较模糊或有脏物，可根据情况清洁标本、目镜、物镜和工作台表面。

2）必须使用专用擦镜纸清洁目镜和物镜。

3）双像不重合的原因可能是瞳距调节不正确，可通过修正瞳距调整。

2. 普通倒置显微镜 用于观察培养的活细胞，组成部分和正置显微镜一样。区别在于倒置显微镜的物镜在载物台之下，正置显微镜的物镜在载物台之上。

（1）使用方法

1）接通电源，打开镜体下端电控开关。

2）将待观察对象置于载物台上。旋转物镜转换器，选择较小物镜。观察，并调节铰链式双目目镜，以舒适为宜。

3）调节光源：推拉调节镜体下端亮度调节器至适宜。通过调节聚光镜下面的光栅来调节光源大小。

4）调节像距：旋转三孔转换器，选择合适倍数物镜；更换并选择合适目镜；同时调节升降，以消除或减小图像周围光晕，提高图像衬度。

5）使用观察：通过目镜进行观察；调整载物台，选择观察视野。

6）关机，取下观察对象，推拉光源亮度调节器至最暗。关闭镜体下端电源开关。旋转三孔转换器，使物镜镜片置于载物台下侧，防止灰尘的沉降。

（2）注意事项

1）使用前检查光强旋钮调至最低。打开电源开关，调节旋钮。

2）使用结束后，先调节旋钮到最低亮度，再关闭电源开关。

3. 倒置荧光显微镜（图 3-3） 在倒置显微镜中加入荧光附件，使之与显微镜有机结合。激发光从物镜向上射到标本表面，样品产生的荧光及由物镜透镜和盖玻片表面反射的激发光同时进入物镜，通过双色束分离器实现激发光和荧光的分离，并形成图像。由于物镜和聚光镜的工作距离相对较长，可直接对培养皿或培养瓶中的样品进行显微观察，特别适用于观察活体细胞和细胞离体培养等实验。

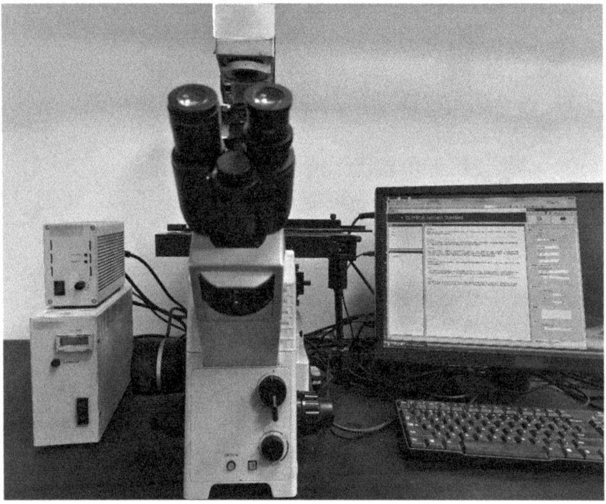

图 3-3 倒置荧光显微镜

（1）明场/相差观察

1）登记使用人和开始使用时间，揭开防尘罩，打开普光光源电源开关，选择合适载物托盘，将样品放在载物台上。

2）若观察明场，打开显微镜下方明场开关，转动光路选择盘到“眼睛”位置，将聚光镜转盘转到“BF”（明场）位置，将激发光通道转盘转至“1”。

3）若观察相差，要将聚光镜转到与相差物镜放大倍数相匹配的相差环板，PH（phase contrast，相位衬度）代表相差，相差环板 PhL 使用 4 倍相差物镜；相差环板 Ph1（PhC）使用 10×、20×相差物镜；相差环板 Ph2 使用 40×相差物镜。

应从最低倍数镜头 4×开始观察，调节左、右两目镜距离以调节瞳距，调整粗、细对焦旋钮得到清晰图像，再根据需要切换至 10×、20×、40×等不同倍数，再次调节粗、细对焦旋钮使得视野清晰。观察过程中可根据需要调节光线明暗强度旋钮。

4）如需拍照，则打开计算机主机电源和显示器电源，进入拍照软件，转动光路选择盘到“相机”位置，调节黑白平衡，调节曝光时间，拍照并保存。

5）使用完毕，依次关闭卤素灯开关、明场开关、计算机主机、计算机显示器屏，罩上防尘罩，清理实验台面，并再次检查确认是否登记。

（2）荧光观察步骤

1）荧光观察应按照明场观察操作步骤，先在明场找到标本定位，并聚焦清晰，随后再转入荧光观察步骤。

2）打开荧光光源，关闭明场开关，调节激发光通道转盘，选择与样品荧光指示剂相匹配的荧光激发块（其中，“1”表示明场，“2”表示紫外激发产生蓝色荧光，“3”表示蓝光激发产生绿色荧光，“4”表示绿光激发产生红色荧光），随后打开激发光光栅（●—关，○—开），并对样品进行调焦观察。

3）若暂时不观察，及时关闭激发光光栅，避免样品荧光衰减。

4）如需拍照，参照“明场/相差观察”步骤 4）。

5）使用完毕，依次关闭荧光光源、普光光源、计算机主机、计算机显示器屏，并在荧光光源关闭 30min 后罩上防尘罩，清理实验台面，并再次检查确认是否登记。

（3）注意事项

1）荧光光源打开后至少 30min 才能关闭，关闭后至少 30min 才能重新开启。

2）关闭仪器后，汞灯灯座温度较高，待温度降低至室温才能罩上防尘罩，以免引起火灾。

3）未经管理人员批准，不得擅自调整显微镜上其他旋钮。

4）拍照结束应将计算机关机，待机状态会折损显微镜电荷耦合器件（CCD）寿命。

5）非本实验室人员须经实验室主管老师同意后，才能使用倒置荧光显微镜。首次使用人员需经培训之后才能使用。

6）只做普通细胞形态观察请使用普通倒置相差显微镜，无须使用倒置荧光显微镜。

7）每次使用显微镜之前必须先登记。

8）荧光显微镜镜头需用专用擦镜纸和无水乙醇轻轻擦拭清理，如遇镜头模糊请联系管理员，不要随意擦拭镜头。

三、核酸电泳凝胶成像仪

凝胶成像仪主要用于核酸凝胶成像分析，成像系统内部提供紫外线拍摄凝胶，凝胶中含有紫外激发的核酸荧光染料，如EB（溴化乙锭）或GelRed染料。通过与胶上DNA marker条带的已知分子量作对比，对核酸的分离纯化结果进行定性分析。

1. 使用方法

（1）当琼脂糖凝胶中溴酚蓝指示条带移动到合适位置（一般建议超过1/2），停止电泳。

（2）使用凝胶成像仪（图3-4）拍照并观察。

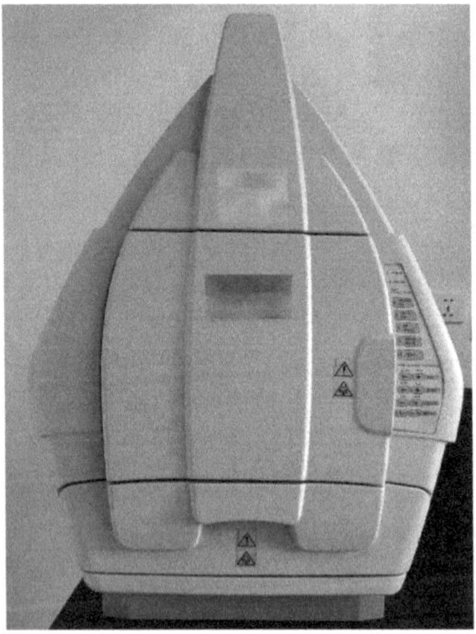

图3-4　凝胶成像仪

（3）打开仪器开关，拉开仪器下方抽屉，将凝胶放在载物台中央，推进抽屉。

（4）打开软件Image Lab，点击“新建”，在“应用程序”下方点击“选择”，会出现染料列表，选择“EB”或“GelRed”。然后点击操作界面左侧“放置凝胶”，再点击“运行实验协议”。

（5）软件成像，出现 DNA 条带，参照 DNA marker 分析。

（6）图片导出，图片分辨率≥300dpi，选择 tiff 或 jpeg 格式。使用光盘拷贝数据。

2. 注意事项

（1）照相完毕，立即关闭机器和软件。

（2）使用光盘拷贝图像。不可使用移动 U 盘拷贝图片，U 盘易传播电脑病毒，导致电脑系统故障。

（3）成像结束需清理仪器载物台。

四、离心机

实验室常用的离心机一般分为低速离心机和高速离心机。离心机转子转速很高，具有一定危险性，须谨慎操作。常温高速/低速离心机、低温高速离心机使用方法基本相同。本文以低温高速离心机及超速离心机为例说明使用方法和注意事项。

1. 低温高速离心机 低温高速离心机操作面板及低温高速离心机内部转子见图 3-5。

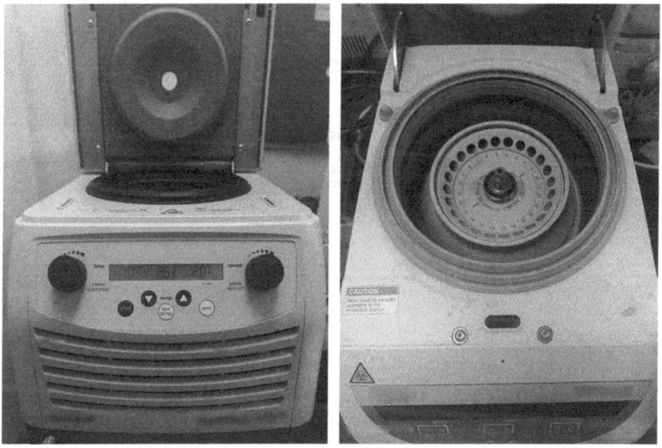

图 3-5 低温高速离心机操作面板（左）及低温高速离心机内部转子（右）

（1）使用方法

1）打开离心机电源开关，开关一般位于机器侧方或后方。

2）平衡离心管，然后对称放置在离心机转子中。

3）设置离心参数，如转速、时间、温度。

4）盖上离心机，按“start”键，离心机开始工作。如发现不平衡或其他异常情况，按“stop”键立即停止离心。

5）使用完毕，擦干离心机，开盖。

6）清洁离心机外表面及实验台面。

（2）注意事项

1）使用离心机需登记转速、时间、使用者姓名。

2）高速离心机离心速度不可超过 13 000r/min。

3）禁止瞬离。

4）使用离心机时一定要严格配平。

5）出现漏液等必须及时清理。

6）常规情况下关闭盖子，仅在清洁、消毒或通风时短暂敞开。

7）出现问题立即上报管理员。

2. **超速离心机**　超速离心机是一种利用高速旋转产生的离心力来分离不同密度和大小的颗粒的设备，广泛应用于生物化学和分子生物学研究，如分离、纯化细胞囊泡、蛋白质、核酸、酶和病毒等生物大分子。超速离心机通常配备有冷冻和真空系统，以保护生物大分子的活性并提高分离效率（图 3-6）。

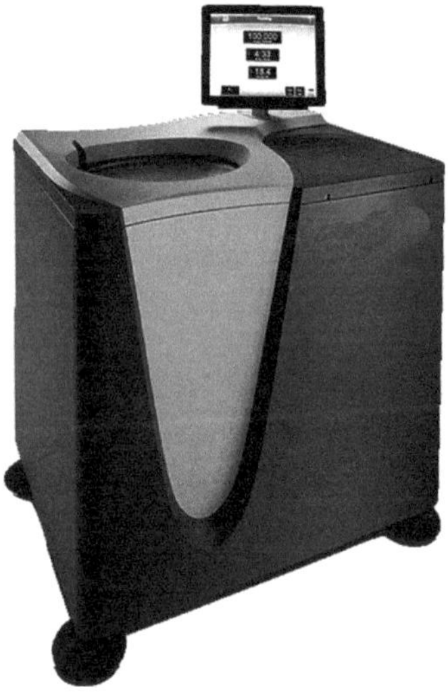

图 3-6　超速离心机

（1）使用方法

1）打开电源：按“power”键，打开离心机电源，预冷 0.5h 左右。

2）样品平衡：加入样品后盖好塞子。用精密电子天平（精确度 0.0001g）准确称量。

3）安装合适转子：开启超速离心机舱盖，中心对称放入等重的离心管，确保转头负载对称平衡。将转头安全连接在离心机驱动轴上，拧紧转子盖，关上离心机舱盖（带滑轮，轻推即可）。

4）设置转速与转头：进入“设置转速”页面、选择“选择转头”按钮，从库中选择转头和实验室器具，选择“确定”按钮返回“设置转速”页面。选择“rpm/RCF”按钮，设置转速（r/min）或相对离心力（RCF），选择“确定”按钮。

5）设置“加速和减速曲线”：选择“加速和减速”按钮，选择所需的“加速和减速”曲线，选择“确定”按钮。

6）设置时间：选择“设置时间”按钮，使用键盘设置所需的时间。如选择“锁定”键将时间设置为锁定状态时，将在选择“停止”键时运行才会结束。如选择“延时启动”键，可设置“开始时间”及“停止时间”。

7）设置温度：选择“设置温度”按钮，使用键盘设置所需温度。

8）开始运行：若所需样品对温度要求极高，可预加热或预冷却转头和样品。开始运行前，最好先抽真空再选择“开始”。注意，如输入延时启动，必须选择开始按钮以“开始”延时启动倒计时。待离心速度达到设定转速，方可离开离心机。

9）离心时间结束，转子开始降速。当转子速度下降到 2900r/min，按“vaccum”键，使空气进入机舱。打开舱门盖，小心取出样品和转子。

10）用干净的布擦干或自然晾干离心机腔体。

11）0.5～1h 后，关上离心机舱门盖，关闭电源。

12）填写实验记录，管理员签字确认后方可离开。

（2）注意事项

1）配平时，必须使用精密电子天平。

2）离心管外部保持干燥。

3）若离心过程中断电，当天切不可打开舱门盖。因为运行时舱体是真空状态，内部阻力极小，速度很难降下来。

五、脱色摇床

脱色摇床常用于脱色洗膜等分子生物学实验（图 3-7），打开开关，调节旋钮到合适的摇动速度。注意事项如下：

（1）放置物品不可超重，否则会损伤电机。

（2）使用完毕要关闭仪器，不可空摇。

（3）如有液体溅出，立即清理摇床表面，并更换更大更深的容器。

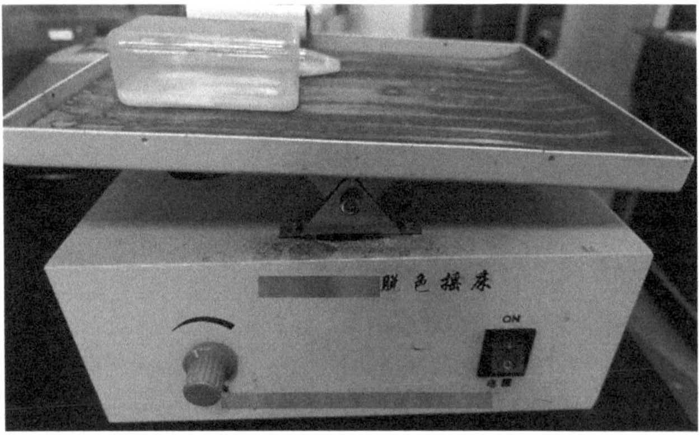

图 3-7　脱色摇床

六、磁力搅拌器

磁力搅拌器是一种实验室常用设备，主要用于在加热或反应过程中对液体进行均匀搅拌，它通过一个强大的磁场驱动一个位于容器底部的磁性搅拌子，从而实现搅拌（图 3-8）。

1. 使用方法

（1）插上电源，将盛有溶液的器皿放在底盘中部，并把搅拌子沉入器皿底部。

（2）打开开关，指示灯亮，顺时针调节调速旋钮，速度由慢至快，调至所需速度，搅拌子旋转带动溶液搅拌。

（3）如需恒温加热时，调节温度旋钮至所需温度。若有温度测量探头，将探头插入溶液中。

（4）使用完毕关闭电源开关，将装置拆卸，并拔掉磁力搅拌器电源插头。

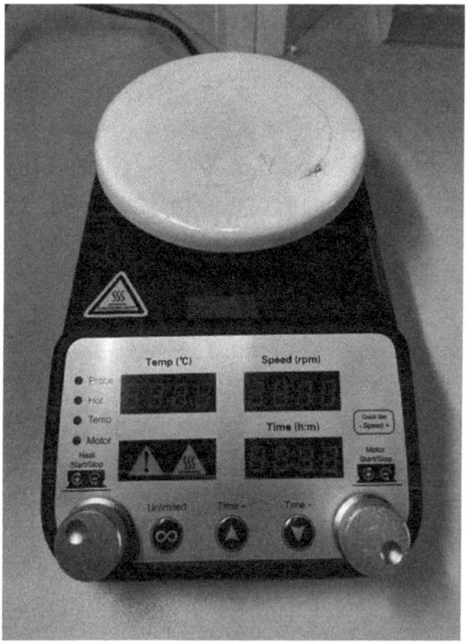

图 3-8 磁力搅拌器

2. 注意事项

（1）根据实验选择合适磁力搅拌器和搅拌子。

（2）请勿向容器中盛放过多溶液，以免搅拌时溶液溢出，腐蚀磁盘表面。

（3）调速时应由低速逐步调至高速。不要从高速挡直接启动，以免搅拌子跳动。

（4）中速运转可延长搅拌器的使用寿命。

（5）若搅拌子跳动或不搅拌，请检查烧杯是否平稳、转速是否合适。

（6）转动定时开关时不应过快过猛，以免发生损坏。

（7）温度测量探头放入溶液中高度应合适，不能使搅拌子碰撞探头，以防损坏探头。

（8）普通的加热式磁力搅拌器，不搅拌时不能进行加热，70℃以上连续加热不得超过 2h。水浴集热式磁力搅拌器无此限制。

（9）使用完毕，应将温度测量探头、搅拌子等清洗干净，清洁磁盘表面。

七、超净工作台

超净工作台是局部无尘、无菌工作环境的单向流型空气净化设备，在医学实验室中主要用于细菌、细胞及动物手术等实验。其工作原理是通过高效过滤器对空气中的微粒和微生物进行过滤，以形成无菌的高洁净工作环境。

1. 使用方法

（1）使用前预约登记使用。

（2）超净工作台启动。

（3）实验开始，提前 15min 打开紫外线灯空气消毒。

（4）紫外线照射结束后，关闭紫外线灯，用 75%乙醇擦拭柜内操作台面。

（5）实验结束后，取出所有物品，用 75%乙醇清洁操作台面。然后打开紫外线灯空气消毒 10min。关闭电源。

2. 注意事项

（1）一定要预约登记使用，使用完毕关闭电源。

（2）使用完毕带走全部实验物品，并擦拭操作台面。

八、生物安全柜

生物安全柜是一种空气净化负压安全设备，可防止实验过程中危害性气溶胶逃逸，常用于生物学、医学等领域教学、科研和生产，在生物安全分类中属于一级防护屏障系统。操作原代培养物、菌毒株及诊断性标本等感染性实验材料时，生物安全柜可保护操作者、实验室环境及实验材料，避免操作者与上述操作过程中可能产生的感染性气溶胶和溅出物发生直接接触。

1. 使用方法

（1）生物安全柜启动。操作前应启动紫外线灯空气消毒 30min，随后用 75%乙醇或其他消毒剂擦拭生物安全柜内的工作台面。

（2）实验人员在操作前洗手，穿工作服，佩戴口罩、帽子，戴聚氯乙烯手套，其外套一副乳胶手套并用 75%乙醇进行手部消毒。

（3）擦拭干净每件物品。

（4）放置好柜内所有物品后，尽量减少污染物体在清洁物上的移动，要将操作区域和污物区域隔开。

（5）操作期间需拿出或移入任何物品时，请尽量慢速移出或移入手臂，尽量减少空气扰动，从而避免因气流层紊乱而导致污染逸出。

（6）进行细胞学、微生物学实验操作时，尽量端平开口导管和瓶子，避免溅洒。

（7）任何溅洒在柜内的试剂和物品都应立即清除干净，并至少等待 3～5min 再重新开始工作。

（8）实验结束后，将所有物品取出。用 75%乙醇擦拭柜内操作台面。启动紫外线灯空气消毒 10min。

2. 注意事项

（1）由于生物安全柜是大型公用设备，使用前需预约登记。

（2）生物安全柜内不应使用明火。

（3）非必需的设备或物品，不要存放在柜内。

（4）请勿在进气栅栏网前放置任何物品，以免影响空气流通和设备正常运行。

（5）生物安全柜不应过载，整个工作过程中所需每一件物品都应在工作开始前放置在柜中，以便在工作完成前再没有任何物品需经过空气流隔层而拿出或放入。

（6）从安全的角度，请尽可能在柜子最里处工作，工作处至少应距离入气流栅栏网 150mm，并与过滤器边缘保持 150mm 的侧距。

（7）若在生物安全柜中使用可能产生空气扰动的设备，如离心机、搅拌器等，请将此设备放在柜子最里面，并在运行时停止其他工作。

九、细胞培养设备

细胞培养设备包括 CO_2 细胞培养箱（简称细胞培养箱）、CO_2 储气罐和减压阀（图 3-9），需实验室专人专管。

1. 使用方法

（1）先将 CO_2 储气罐放置在专用钢架中，将减压阀安装在 CO_2 储气罐上，接头处保持密封不可漏气，暂不打开 CO_2 储气罐。用专用胶管将减压阀输出接头与 CO_2 细胞培养箱背后上方进气管接头相连，用压紧圈压紧，以防漏气。

（2）用 75%乙醇擦净 CO_2 细胞培养箱内部，往箱体内部加适量双蒸水。

（3）按下电源按钮启动培养箱，等待系统启动完成。

（4）通过触控屏或控制面板设置所需温度（通常为 37℃）、

湿度（通常为95%）和CO_2浓度（通常为5%）。

（5）在放入样品前，观察一段时间确保箱内培养环境稳定。

（6）放入样品：打开培养箱门，将培养皿或其他容器放入培养箱内，确保均匀分布，避免堆叠过多影响气流和温度。

（7）关闭箱门，防止外部空气进入而污染培养环境。

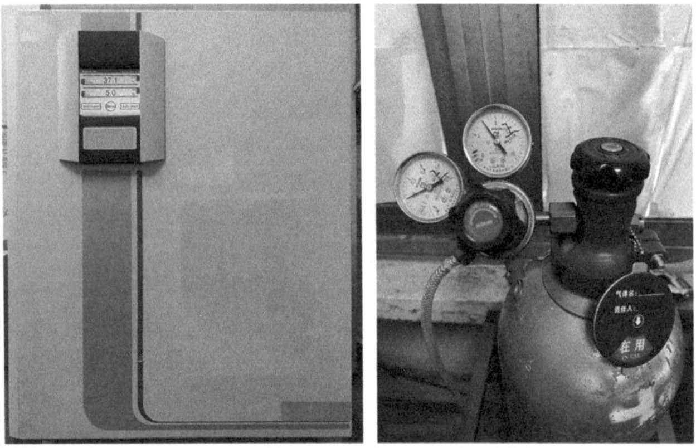

CO_2细胞培养箱　　CO_2储气罐和减压阀

图3-9　细胞培养设备

2. 注意事项

（1）CO_2细胞培养箱和CO_2储气罐运行时应放在地面平整且无日光直射、无强电磁场的室内。

（2）CO_2细胞培养箱内部应先加蒸馏水再打开电源开关，否则会损坏加热元件。

（3）尽量缩短打开玻璃门时间，减少打开玻璃门频次，减少气体外泄，以免影响实验效果。

（4）经常检查箱内蒸馏水槽中水量并及时添加水，以保持箱内相对湿度，保证CO_2传感器正常工作。水量不够时，CO_2细胞培养箱会报警，请及时联系管理员处理。

（5）尽量保持CO_2细胞培养箱工作环境温度无明显变化。

（6）严禁培养含有易燃、易爆、易挥发物质的培养物。

（7）CO_2储气罐开启前，一定要拧松减压阀，防止输气胶管爆破。

（8）经常检查CO_2储气罐减压阀输出压力及两个流量计

的流量，切勿随意调动。压力不足 0.1MPa 时请及时联系管理员更换。

（9）为防止 CO_2 储气罐倾倒，需制作专用钢架稳固储气罐。

（10）按照使用说明定期消毒灭菌。

十、生化培养箱

生化培养箱（图 3-10）全称生化恒温培养箱，既可制冷也能加热，实验室常用普通生化培养箱一般分为两种，一种是不包含水平摇床的生化恒温培养箱；另一种是内部安装了水平摇床的生化恒温培养箱。

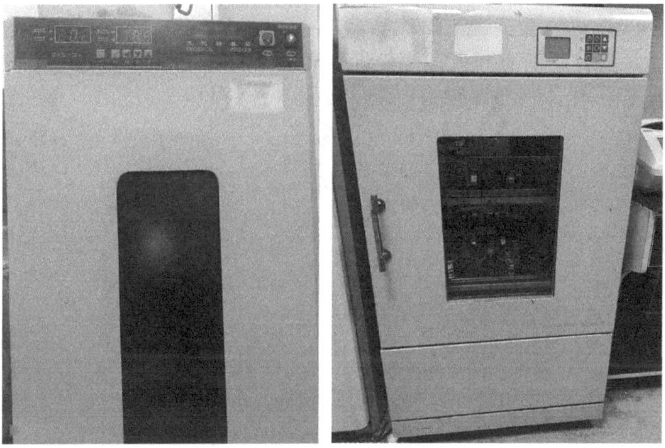

生化恒温培养箱（不带水平摇床）　　生化恒温培养箱（带水平摇床）

图 3-10　生化培养箱

1. 使用方法

（1）使用前先登记姓名、使用时间、实验内容（培养物名称）。接上培养箱电源，打开电源开关。

（2）调节温度至所需温度（如 37℃）或调节转速。加热指示灯亮，实测温度逐渐上升至设定温度。

（3）打开培养箱门，将培养物放入培养箱，固定好培养器皿，关门。

（4）培养结束后，取出培养物。

（5）关闭培养箱门，切断电源。

2. 注意事项

（1）为保证散热，培养箱与墙壁之间距离≥10cm。

（2）严禁将易挥发、易燃、易爆试剂放入培养箱内。

（3）不要私自更改摇床参数，若实验需要，请写好使用温度和时间，贴在培养箱门上。

（4）正在运行的摇床培养箱使用前必须按暂停键让摇床停止摆动，才能打开箱门。

（5）为保证箱内空气对流，尽量分散放置各实验瓶。

（6）使用完毕后清理摇床。

十一、电热恒温干燥箱

电热恒温干燥箱简称烘箱，主要用于对样品进行干燥、脱水、固化、消毒和灭菌等处理。其工作原理是通过电热元件加热和温度控制器保持箱内温度恒定（图 3-11）。

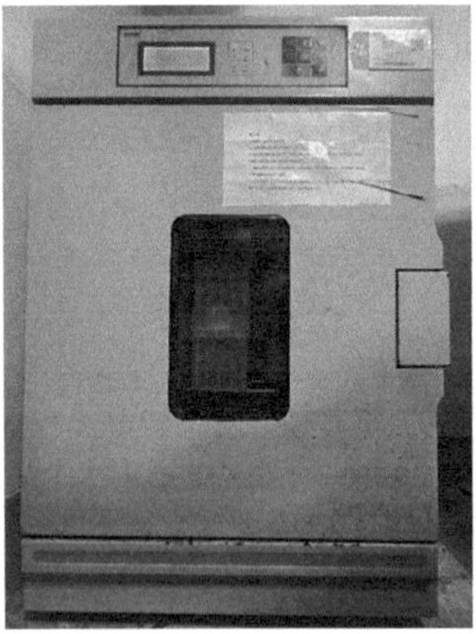

低温烘箱

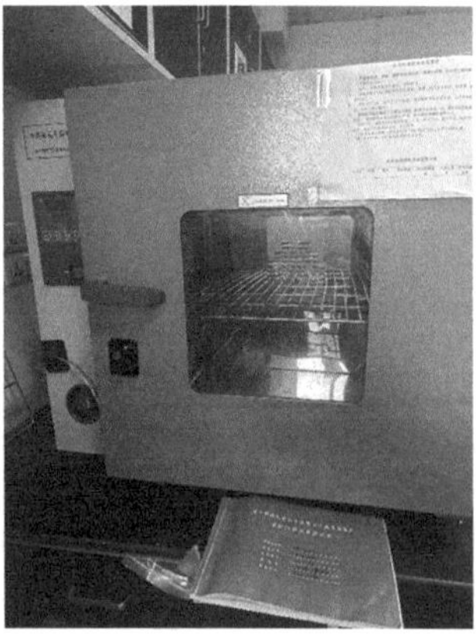

高温烘箱

图 3-11　电热恒温干燥箱

1. 使用方法

（1）接通电源，打开开关。

（2）根据仪器使用手册设置温度。

（3）将物品放入箱内，关上箱门。

2. 注意事项

（1）严禁将易燃、易爆、易挥发性物品放进烘箱中烘烤，以免发生爆炸事故。

（2）烘箱内部感温探头请勿碰撞，以免失去控温作用。

（3）烘箱与墙壁之间距离≥10cm。

（4）烘箱周围2m范围内不得放置或堆积任何易燃、易爆、易挥发物质，如乙醇、纸类、二甲苯、稀释剂等。

（5）不可堵塞箱体进气孔、排气孔，水箱内物品不宜放置过挤，以免影响热风循环。

（6）保持水箱内箱外清洁。

（7）不宜将过重的物品放入水箱内。

（8）从烘箱内取出已烘物品时请戴好防护用品以免烫伤。

（9）烘箱禁止无人运行和过夜运行。

（10）发现报警声立即上报仪器管理员。

（11）烘箱顶部不可堆放物品。

（12）烘箱应由指定人员操作，各参数设置必须由专人操作，未经允许其他人员不得擅自更改。

十二、电热恒温水浴锅

电热恒温水浴锅用于水浴恒温加热实验，在医学实验室常用于细胞复苏、细菌转化等实验。箱体一般采用不锈钢材料，抗腐蚀性强，水槽中安装有电热管和温度感应管。温控系统采用智能控温芯片，自动控温，高效简便（图3-12）。

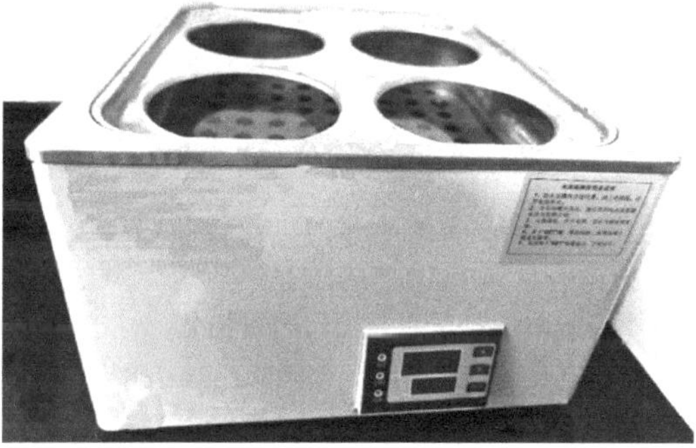

图3-12　电热恒温水浴锅

1. 使用方法

（1）检查水位高度，保证水位高于隔板。

（2）接通电源，按下开关，设定温度。

（3）水温稳定在设定温度后，将物品放入水浴中开始恒温。

（4）使用完毕后，取出物品，关闭电源，作好仪器使用记录。

2. 注意事项

（1）加水之前不要接通电源，水位必须高于不锈钢隔板。无水或水位低于隔板加热，会损坏加热管。

（2）每周更换双蒸水，不能加自来水，否则易产生水垢。

（3）水浴加热实验结束后关闭电源。

十三、实验冷藏冷冻设备

实验冷藏冷冻设备专门设计用于保存珍贵的生物样本。从样本制备到短期储存和长期储存，实验冷藏冷冻设备（如冰箱等仪器）在实验室发挥至关重要的作用。实验冷藏冷冻设备须具备精准的温度监控、先进的控制系统和报警系统。

1. 4℃冰箱 注意事项如下。

（1）实验冰箱内请勿存放非实验用品，如食品。

（2）试剂样品放入冰箱前须先密封。

（3）冰箱门因经常开启，且温度变化较大，门内搁架不宜放置重物和贵重试剂。

（4）定期清洁、整理冰箱，清洁、整理冰箱前先断电，使用干净的湿抹布擦拭。

（5）严禁物品堵住冰箱内部出风口。

（6）若温控调节无效，立即报修。

（7）存取物品动作要迅速，禁止长时间敞开门。

2. –20℃低温冰箱 注意事项如下。

（1）冰箱放置环境应远离热源、通风良好、不受阳光直射、环境湿度小且环境温度不能过低。

（2）顶部预留空间高度≥30cm，背面和两侧预留宽度≥10cm，方便散热。

（3）不可长时间打开冰箱柜门翻找物品。

（4）定期安排除冰，参照标准除冰流程。不可使用硬物敲打冰箱结冰处。

3. –80℃超低温冰箱 专人专管，上锁，使用登记本。超低温冰箱的核心是双级压缩机制冷系统，因此可维持极低温度。该压缩机系统分为一级压缩机和二级压缩机，一级压缩机先将温度降至接近–40℃，随后二级压缩机进一步将温度降至–80℃。这一降温过程需要高效的制冷剂和精密的温度控制系统，两者共同确保冰箱内部温度稳定和均匀。冰箱内部的高精度温度传感器能够实时监测温度变化，并通过微处理器系统进行调节，保证温度的波动范围保持在非常小的范围内，从而为样品提供恒定的超低温环境。

注意事项如下。

（1）保持冰箱放置区域通风、干燥。

（2）冰箱内为–80℃超低温环境，取放样品时，应戴上手套防止冻伤。

（3）严禁一次性放入过多相对较热物品，不仅短期内温度难以下降，且会造成压缩机长时间工作，易被烧毁。物品应分批放入，分阶梯降温，直至所需低温。

（4）当发生意外停电时，依次关闭电池开关、电源开关、外部电源。来电后，反向依次打开所有开关。

（5）除霜时须切断冰箱电源，然后打开冰箱门自然化霜，严禁用硬物撬冰霜，严禁用热水冲洗冰霜。

（6）严禁私自占用空位，抽屉外侧边沿禁止放置物品。

（7）按分配空间有序存放样品，不得乱排乱放。

（8）及时清理无用物品，以保证冰箱使用效率。

（9）存放样品动作要迅速，不得长时间敞开冰箱门搜寻物品。

（10）每次存取样品后，必须关好门，扣紧搭扣，以保证冰箱保温作用。

（11）定期巡视温度显示是否正常，是否报警。发现问题及时向管理人员报告，以便及时维护、保养。

十四、液氮罐

实验室用液氮罐一般是液氮贮存罐。液氮贮存罐主要用于液氮的静置储存，不可在工作状态下作远距离运输使用。液氮罐常用于冻存细胞、组织样品（图 3-13）。常规大气压下，氮的沸点为–196.56℃，人体若在无保护措施的情况下接触液氮，皮肤可能会被严重冻伤，操作时应严防冻伤，同时也要注意常压下若液氮过量汽化，会使空气中氧分压下降，导致实验人员缺氧窒息。操作时建议做好防护措施，如戴安全防护面罩、穿防寒服、戴防寒手套等。

1. 使用方法

（1）使用前，在登记本上登记使用人、使用时间、样本位置。

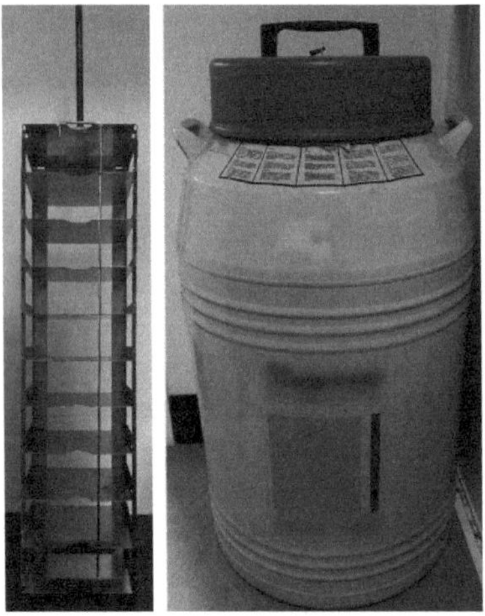

图 3-13　置物架（左）及液氮罐（右）

（2）请注意穿工作服，戴好口罩、厚手套、护目镜。

（3）缓慢提出置物架，在液氮罐口静置片刻，让多余的液氮流进液氮罐中。

（4）将置物架放在地上后，抽出插销，取出冻存盒，存取样本或细胞，随后将冻存盒放回原位置。

（5）将置物架插销插放回（注意：此步骤若遗忘，置物架在提出和放回过程中，冻存盒会掉入液氮中）。

（6）将置物架慢慢放回。

（7）将液氮罐盖好盖子，上锁，归还钥匙。

2. 注意事项

（1）冻存管从液氮中取出后，有爆炸风险，请佩戴护目镜。

（2）为防被液氮冻伤，拿冻存盒时请戴厚棉布手套。

（3）提出、放回置物架动作要缓慢，防止液氮溅出。

（4）放回置物架前，务必把置物架插销放回。

（5）操作时间应尽量短，减少液氮损耗。

（6）建议准备液氮罐专用长柄夹，以备夹取掉落液氮罐中的物品。

十五、酶标仪

酶标仪即酶联免疫检测仪（图 3-14），又称微孔板检测器，可分为半自动酶标仪和全自动酶标仪两大类，其工作原理基本一致，均用比色法进行分析，用于测定液体样品的吸光度，标准配备有 405nm、450nm、492nm 和 620nm 等滤光片。

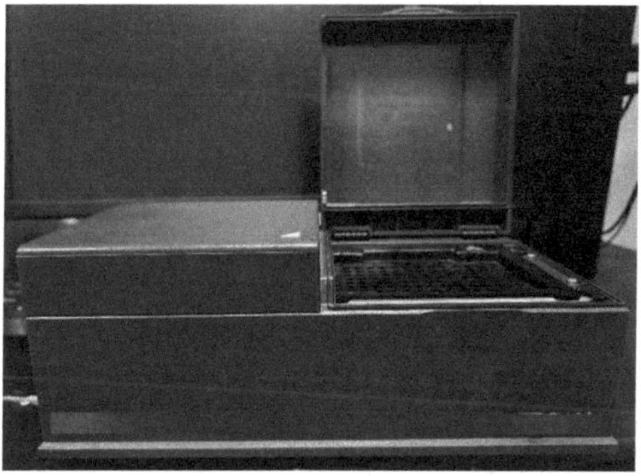

图 3-14　酶标仪

1. 使用方法

（1）使用前，在登记本上登记使用人及使用时间。

（2）打开仪器电源后，打开酶标仪软件。

（3）将 96 孔板（不要盖子）放入载板台，根据软件指导选择测定参数。

（4）测定完成后，将文件保存在自己的文件夹中，导出原始实验数据。

（5）取出 96 孔板，关闭酶标仪软件，最后关闭仪器电源。

2. 注意事项　载板台是自动器件，若移动时被卡住，勿强行移动载板台，尝试重启软件和仪器，或上报仪器管理员。

十六、酸碱计

酸碱计是一款测量溶液 pH 的仪器，又称 pH 计、酸碱检测仪。pH 计的工作原理是 pH 指示电极以电位法测定溶液 pH。由于 pH 指示电极的电位随溶液 pH 的变化而变化，所以当 pH 指示电极（如 pH 玻璃电极）和参比电极（如饱和甘汞电极）浸在溶液中构成测量电池时，所产生的电动势与溶液的 pH 有关。pH 计将电动势输出转换成 pH 读数。此值随测量电池中溶液的温度不同而变动，所以 pH 计上都装有温度补偿旋钮，调节它可使每一 pH 间隔的电动势改变值正好相当于测量温度应有的变动值。

1. 使用方法

（1）打开仪器，沿探头方向取下探头上的橡胶帽。

（2）用三蒸水冲洗探头电极，滤纸拭干，以防稀释标准品。

（3）用酸碱标准溶液校准，判断 pH 计是否正常工作。首先选择 pH 7.0 标准溶液校准，然后用接近被测溶液 pH 缓冲液。如被测溶液为酸性时，应选 pH 4.0 的缓冲液；如被测溶液为碱性时，则选 pH 9.0 的缓冲液。可使用 pH 试纸检测待测溶液酸碱性。

（4）测量时 pH 开始变化，待出现“S”时，数值变化停止，即为读数。

（5）测量样品。

（6）使用后，清洗 pH 计探头，盖好橡胶帽。

2. 注意事项

（1）短时间内不使用 pH 计时，测量探头需浸没在饱和 KCl 溶液中。

（2）禁止使用测量探头搅拌待测溶液，否则极易损毁探头。

（3）测量时严禁探头电极发生晃动。

（4）用于调整 pH 的 HCl 应先稀释，NaOH 应先溶解。

十七、电泳仪及水平电泳槽

电泳仪用于提供电泳实验所需的稳定电压、电流、功率及时间控制。水平电泳槽又称核酸电泳水平电泳仪，是实验室中常用的仪器，主要用于利用琼脂糖凝胶对核酸样品进行电泳分离。电泳仪及水平电泳槽见图 3-15。

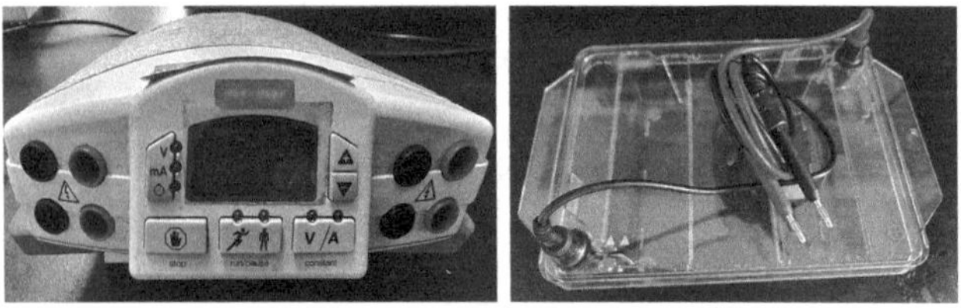

图 3-15　电泳仪（左）及水平电泳槽（右）

1. 使用方法

（1）将水平电泳槽顶盖的两个电极（黑色和红色）插入电泳仪直流输出端，黑色电极插入黑色插孔，红色电极插入红色插孔，不要插反。

（2）打开电泳仪电源开关，根据实验需要选择恒压或恒流方式[核酸电泳和蛋白电泳恒压，蛋白质印迹法（Western blotting）转膜用恒流]，调节参数。

（3）按下“run”按键，电泳开始进行，可观察到黑色电极相连铂金丝处电泳液开始冒泡。

（4）电泳结束后，先按“stop”键，并拔出电泳插头。关闭开关。

2. 注意事项

（1）实验前检查水平电泳槽的电极插头是否带有液体，若有液体请擦干。

（2）电泳仪通电后，禁止人体接触电极、电泳物及其他任何可能带电部分，严禁在水平电泳槽内取放东西。如有需要应先断电停止电泳，以免触电。

（3）电泳仪通电后，严禁临时插拔电极插头，以防短路。尽管电泳仪内部已安装保险丝，但短路现象仍能导致仪器损坏。如需临时增加插头，必须按“stop”键使设备停止运行。

3. 故障诊断 见表 3-1。

表 3-1 故障诊断提示

错误代码	原因	解决方案
E1	未检测到负载	检查所有连接线，缓冲液高度是否合适
E2	电流过载（>400mA）	检查并纠正任何短路或负荷过大问题，高浓度缓冲液会导致电流过大，更换缓冲液
E3	电压过载（>300V）	关闭电源再打开，若问题未解决联系技术支持
E5	在 PFd 已激活的定时运行期间发生电源故障，运行已完成。每次运行完成或终止后，PFd 将被解除激活	关闭电源再打开，若问题未解决联系技术支持
E6	定时运行期间未激活 PFd，发生电源故障，且运行未能完成	关闭电源再打开，若问题未解决联系技术支持

续表

错误代码	原因	解决方案
E7	非定时运行时发生电源故障，或按下“stop”键前电源开关被关闭，程序未结束	关闭电源再打开，若问题未解决联系技术支持
E8	调节错误	关闭电源，然后打开复位，若问题仍然存在，联系技术支持
E9	负载电阻变化	检查和纠正任何电位，然后重新开始运行
E10	输入值超出范围	按任意键清除代码，输入 PowerPac Basic 范围内的值，然后按运行
E14	内部过电压	可能是电源故障，检查是否出现电线磨损、缓冲液浓度过高，停止运行，排除故障
E15	内部短路	
E17、E18、E19	硬件问题	联系售后技术支持
E20	仪器过热	检查风扇和通风口是否有阻塞
E21	调节错误	关闭电源，然后打开电源以进行复位
E22	运行时电源故障	按下停止键，然后重启
E23、E24、E25	超过功率限制设置	可能是电源故障，检查是否出现电线磨损、缓冲液浓度过高，停止运行，排除故障

注：PFd，电源故障检测

十八、普通聚合酶链反应（PCR）仪

普通 PCR 仪可以利用 DNA 聚合酶对特定基因进行体外大量合成。根据理论计算，一段基因可以被复制至原来的百亿至千亿倍。PCR 技术广泛应用于分子生物学、临床诊断、医学等领域。PCR 仪运行界面见图 3-16。

1. 使用方法

（1）开机：插上电源，待机器完成自检后，屏幕显示主菜单。

（2）放入样本管，关紧盖子。

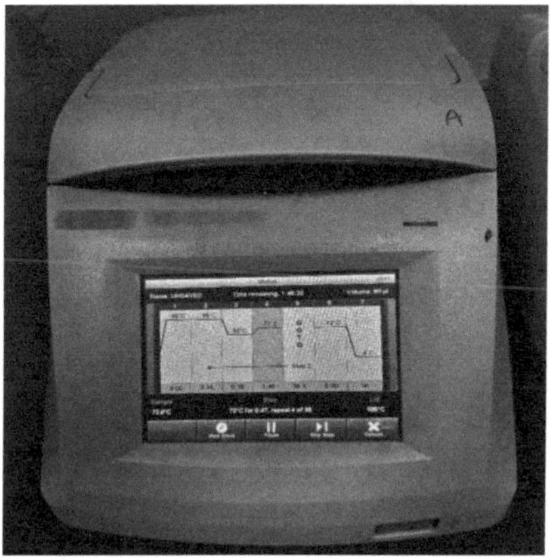

图 3-16 普通 PCR 仪运行界面

（3）在操作屏上点击“new protocol”键编辑程序；或者点击“saved protocol”键从中选择已保存的程序。

（4）程序输入完成，点击“run”键后输入 PCR 体系体积，运行程序。

（5）实验结束后终止程序，关机，盖好上盖。

2. 注意事项

（1）PCR 管尽量均匀分布，使上盖受力均匀。

（2）管壁不要用记号笔标记，否则油墨会残留在 PCR 孔内，影响加热效率。

（3）实验完成后一定要关机，并闭合上盖，防止 PCR 孔落灰。

十九、实时荧光定量 PCR 仪

实时荧光定量 PCR 仪（图 3-17）是一种高精度实验设备，通过在 PCR 扩增过程中实时监测 PCR 产物的荧光信号来定量分析 DNA 或 RNA。其工作原理是在 PCR 过程中，反应体系中的染料或探针会与 PCR 产物结合并发出荧光信号，随着 PCR 循环的进行，DNA 的数量增加，荧光信号强度也随之增强。通过记录荧光信号强度与扩增循环数的关系，利用标准曲线或比较循环阈值（Ct 值）的方法，可以对样品中的扩增产物进行定量分析。

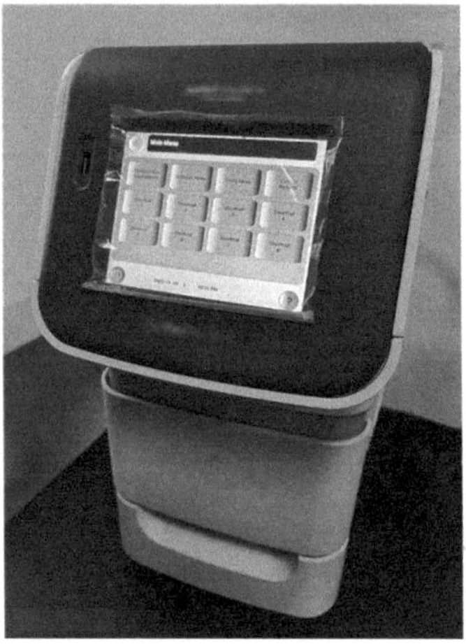

图 3-17　实时荧光定量 PCR 仪

1. 使用方法

（1）开机，打开计算机，打开仪器（开关在左后下侧），打开软件。

（2）设定实验程序，参照实验指南设定程序。

（3）样品准备。

（4）上机：将样品按照程序中设定顺序放置于实时荧光定量 PCR 仪反应模块中，将模块推入到位。注意耗材一律选用 96 孔板，贴好膜后直接放置在模块上，禁止使用单管、8 联管或剪板。

（5）点击“start run”键，开始运行程序。

（6）设定实验程序。打开 StepOne Plus 的软件，进入“set up” 的“advanced setup”。

（7）按左侧“experiment properties”，右侧带红色星号空白处填上实验名称，下方常用设置请勾选：96Wells，ΔΔCt，SYBRGreen，2 小时。

（8）按左侧“plate setup”，右侧“target name”填写基因名称，“sample name”填写样本名称，并在“assign targets and samples”里设置每孔信息。

（9）按左侧“run method”，点“open run method”选择里面保存的模板程序，并确认“cycling stage”最后一个点和“melt curve stage”最后 2 个点处数据采集按钮是点亮状态，否则不会出结果。

（10）PCR 反应结束以后，软件会自动计算标准曲线及 Ct 值等。

（11）选择“export”导出 Excel 结果报告。用光盘拷数据，严禁使用 U 盘。

（12）取出反应样品板。

（13）在仪器的触摸屏上进行仪器的关闭，此时仪器会暂时处于待机状态，方便下次实验快速进行。

（14）按顺序关闭软件、PCR 仪电源、计算机。

2. 注意事项

（1）配制反应时戴口罩，避免开口说话，防止飞沫污染反应管。

（2）配制好的反应板需放入 PCR 微孔板瞬时离心 8 机中离心，消除管底小泡。

（3）实验完毕后，若后续无人预约应及时关机。

二十、超声波破碎仪

超声波破碎仪通过超声波的机械作用力破坏细胞壁和细胞膜，从而释放细胞内的蛋白质、核酸、酶和其他生物分子。这种设备广泛应用于生物化学、分子生物学、遗传学、免疫学、药理学等领域。超声波破碎仪（小功率）及超声波探头见图 3-18。

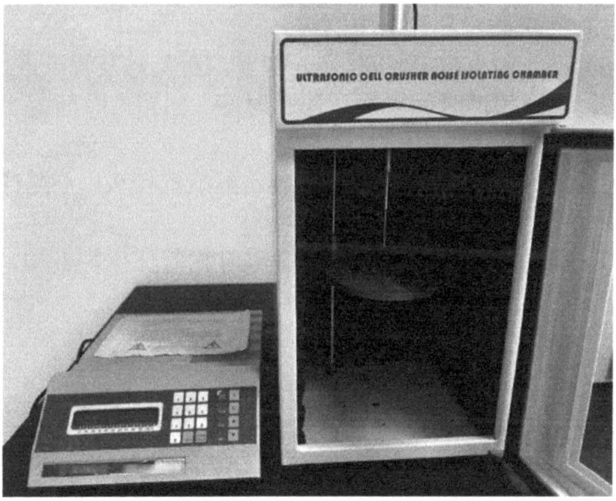

图 3-18　超声波破碎仪（小功率）及超声波探头

1. 使用方法

（1）根据样本容量，选用适宜超声波探头：少量样本（如100μL）采用小探头，大量样本（如10mL）则选用大探头。

（2）开启设备，轻触操作面板右上角竖线按钮，激活显示并调整参数。

（3）按“ampl”键设置功率，建议值为30%，范围限制为20%～60%。

（4）按“pulse”键，设置超声时间和停顿时间。

（5）用双蒸水清洁探头，用滤纸拭干。

（6）将探头浸入细胞悬浮液，按“start”键，开始超声，循环3次超声（根据实验需求可增减）。按“stop”键，停止超声。

（7）用双蒸水清洗探头，用滤纸拭干，继续处理下一管样品。

（8）实验结束，清洗探头，用滤纸拭干后归位。关闭机器并登记使用情况。

2. 注意事项

（1）电源未连接变换器时不得接通电源开关（变换器一定先连接探头才能开机）。

（2）探头不得附着异物。

（3）不得触摸振动的探头。

（4）探头仅能在浸没于液体状态下启动，以免损坏。工作期间探头保持浸没状态。

（5）振幅推荐设置范围同前。

（6）探头浸入样品中约1cm深度，避免触及管壁或底部。

（7）设置超声时间要短于停顿时间，如超声时间为2s，则停顿时间为至少为3s。

（8）使用后可用双蒸水或75%乙醇清洗探头，不同样品间亦需如此处理。

（9）更换探头的方法：用扳手顺时针拧住探头卡扣，即可拧紧，逆时针方向拧松，探头松动则不会振动。

（10）若使用手持式破碎，确保探头与容器无接触。

二十一、酒精灯

酒精灯使用频繁，是实验室危险源之一，不规范使用极易引发火灾。

1. 使用方法

（1）使用前先检查灯芯，如灯芯顶端不平或已烧焦，需先修剪平整。

（2）检查灯内酒精体积，酒精体积维持在容积 1/4～2/3。

（3）确保酒精灯周围无易燃物，务必提前清理出安全区域。

（4）使用火柴或打火机点燃灯芯，酒精灯火焰分为外焰、内焰、焰心三部分，外焰温度最高，应用外焰加热物体。

（5）加热结束或添酒精前，用灯帽将其盖灭，熄灭后拿起灯帽再盖一次，防止其复燃。

2. 注意事项

（1）严禁倾倒酒精灯。如酒精灯被打翻，酒精在桌上燃烧，应立即用湿抹布覆盖，熄灭火源。

（2）燃烧时禁止添加酒精，酒精量不超过其容积的 2/3，也不能过少。

（3）非使用状态应盖紧灯帽。

（4）灯芯不能干烧，下端必须接触酒精。

（5）禁止用酒精灯引燃另一盏酒精灯。

（6）只能用灯帽熄灭火焰，不可吹灭。

二十二、高压灭菌锅

高压灭菌锅（图 3-19）属于特种设备，用于实验材料的消毒灭菌，需专人专管。管理员接受培训，并通过 R1 快开门式压力容器操作考试，方能上岗操作。

1. 使用方法

（1）确认电源正确连接，开启电源开关以启动设备。

（2）待锅内压力降至零，轻压把手并踩底部解锁踏板，打开锅盖。注入蒸馏水至恰好遮盖底盘中心孔的横杠。

（3）放置待灭菌的物品，盖上锅盖，并用磁封条封好，锁定。注意物品不要过满，避免顶住上盖。

（4）选择运行模式（一般均选择普通灭菌模式，选择其他模式需安全员批准）。

（5）确定回收瓶中水位在“high”和“low”之间，远离排气管顶端。

（6）按“start/stop”键启动灭菌程序。

（7）灭菌完成后，温度降至 90℃以下，压力归零后才能打开锅盖取出物品。

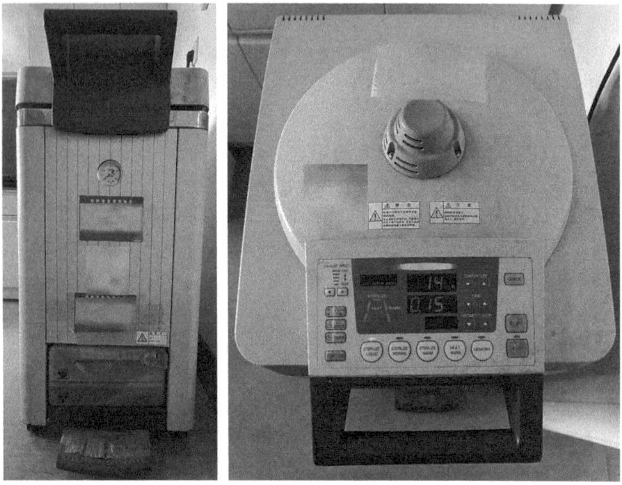

图 3-19　高压灭菌锅（左）和操作面板（右）

（8）操作完毕，按“power on/off”键断开电源。

2. 注意事项

（1）非零压力状态下，严禁开启锅盖。

（2）压力表异常应立即停用。

（3）开盖时警惕蒸汽，防范烫伤风险。

（4）放置灭菌物品时避免碰触损伤内胆中温度探头。

（5）当回收瓶中水位高于“high”标记时，在灭菌前将水倒出至“low”标记。

（6）锅内水位过低时，补充蒸馏水至横杠上方。

（7）每周换一次水，保持腔体内部清洁。

（8）长期停用前，彻底排空锅内的水。

（9）对于大体积固体 LB 培养基灭菌，完成后即刻排水清理，以防溢出固体 LB 培养基堵塞底部水路。

第四章　细 胞 实 验

一、普通细胞培养

（一）细胞培养试剂

细胞培养是医学生必修的基本实验技能，涵盖必需设备、必需试剂和细胞培养的无菌原则、细胞污染的预防与处理、培养器皿的选择等知识。

1. 必需设备　生物安全柜、CO_2细胞培养箱、CO_2储气罐（用于通气培养）、冰箱、倒置显微镜、台式离心机、液氮罐、电热恒温水浴锅、牛鲍计数板等，除牛鲍计数板使用方法见本章“细胞传代与计数”部分外，其余仪器操作与注意事项见本书第三章。

2. 必需试剂

（1）常用培养基：DMEM 和 RPMI 1640。DMEM（Dulbecco's modified eagle medium）即杜尔贝科（Dulbecco）改良的伊格尔培养基。RPMI（Roswell Park Memorial Institute）1640 指洛斯维·帕克纪念研究所培养基，1640 是该研究所研发的一种培养基代号。DMEM 营养成分浓度高，适用于高细胞密度、大量繁殖的情况。RPMI 1640 最初是为淋巴细胞培养专门设计的培养基，现在广泛应用于哺乳动物、特殊造血细胞、正常或恶性增生白细胞和杂交瘤细胞的培养。它们的组分比对见表 4-1。

表 4-1　DMEM 与 RPMI 1640 组分对比

成分	分子量（Da）	DMEM（mg/L）	RPMI 1640（mg/L）
甘氨酸	75	30	10
L-精氨酸	174	—	200
L-精氨酸盐酸盐	211	84	—
L-天冬酰胺	132	—	50
L-天冬氨酸	133	—	20
L-胱氨酸二盐酸盐	313	63	65
L-谷氨酰胺	146	584	300
L-谷氨酸	147	—	20

续表

成分	分子量（Da）	DMEM（mg/L）	RPMI 1640（mg/L）
L-组氨酸	155	—	15
L-组氨酸盐酸盐	210	42	—
L-羟脯氨酸	131	—	20
L-异亮氨酸	131	105	50
L-亮氨酸	131	105	50
L-赖氨酸盐酸盐	183	146	40
L-甲硫氨酸	149	30	15
L-苯丙氨酸	165	66	15
L-脯氨酸	115	—	20
L-丝氨酸	105	42	30
L-苏氨酸	119	95	20
L-色氨酸	204	16	5
L-酪氨酸二钠盐	261	104	29
L-缬氨酸	117	94	20
生物素	244	—	0.2
氯化胆碱	140	4	3
D-泛酸钙	477	4	0.25
叶酸	441	4	1
烟酰胺	122	4	1
对氨基苯甲酸	137	—	1
盐酸吡哆醇	206	4	1
维生素 B_2	376	0.4	0.2
盐酸硫胺	337	4	1
维生素 B_{12}	1355	—	0.005
肌醇	180	7.2	35
无水氯化钙	111	200	—
九水合硝酸铁	404	0.1	—
无水硫酸镁	120	97.67	48.84

续表

成分	分子量（Da）	DMEM（mg/L）	RPMI 1640（mg/L）
氯化钾	75	400	400
氯化钠	58	6400	6000
一水合磷酸二氢钠	138	125	—
四水合硝酸钙	236	—	100
无水磷酸氢二钠	142	—	800
葡萄糖	180	4500	2000
酚红	376	15	5
丙酮酸钠	110	110	—
谷胱甘肽	307	—	1

（2）胎牛血清（fetal calf serum，FBS）：上述培养基用于细胞培养前需添加 10% FBS。血清质量与批次差异对细胞培养影响较大。在考虑成本及实验需求的情况下，建议选择合适血清长期使用。血清使用前如需灭活补体，可置于 56℃环境下孵育 30min。

3. 细胞培养的无菌原则 微生物污染是细胞培养主要问题。实验过程中，细菌、真菌、支原体等可能会通过空气、溶液、操作者等途径引入，严格遵守无菌原则才能减少污染。以下为维持无菌环境的关键措施：

（1）整个房间每日清洁并用紫外线消毒，确保环境清洁。

（2）保证生物安全柜中工作台面整洁无菌，使用前用 75% 乙醇擦拭操作台面，操作中持续保持洁净。

（3）实验所需物品预先放置于生物安全柜内，紫外线照射消毒至少 30min。

（4）实验所需物品有序摆放于台面两侧，中央预留无菌操作区，避免操作时无菌移液器枪头或无菌吸管误触。

（5）避免直接在敞口容器上方操作，应将容器倾斜至边缘操作，同时规避开口器皿上方传递物品，以防污染。

（6）操作时应穿实验服，戴手套、口罩，如有长头发，须束于脑后。

4. 细胞污染的预防与处理

（1）预防：相比细胞污染后的补救措施，预防细胞污染更加重要。具体方法如下：

1）日常消毒无菌室和 CO_2 细胞培养箱，优化实验环境，减少污染。

2）细胞培养所需物品、试剂消毒灭菌之后使用。

3）操作者在操作过程中尽量保证无菌，严格遵守无菌原则。

4）培养基中添加适量抗生素能抑制污染。

5）进行多细胞系操作时，应独立使用移液器枪头与吸管，以防交叉污染。

（2）污染：若细胞发生细菌或真菌污染，应丢弃污染细胞，并追溯污染来源；若污染来源于培养基或者胰酶等试剂，应立即丢弃污染试剂；若污染来源于实验器具，应对实验器具重点消毒或用一次性无菌耗材。

对于极少数珍贵细胞的挽救尝试，可采取如下措施：①针对细菌污染，使用含双抗（青霉素/链霉素）培养基培养，待污染清除，换回正常培养基；②针对支原体污染，使用支原体清除试剂处理细胞，待污染清除，换回正常培养基；③若发生真菌污染，因清除难度大，通常建议放弃细胞。

5. 培养容器的选择 培养容器的选择根据所需细胞量及成本等确定，表 4-2 列出了不同培养容器板底面积及推荐加液量，培养容器板底面积越大，能获得的细胞越多，具体可获得细胞量与细胞类型、细胞状态等有关。

表 4-2 不同培养容器板底面积及推荐加液量

培养容器	板底面积（cm^2）	推荐加液量（mL）
96 孔培养板	0.32	0.1
24 孔培养板	2	0.5
12 孔培养板	4.5	1
6 孔培养板	9.6	2
6cm 培养皿	21	5
9cm 培养皿	49	10

（二）细胞复苏、培养、换液与冻存

所有细胞实验开展前，须对试剂、耗材及设备（培养基、移液器、无菌吸头或一次性吸管、T25 培养瓶等）进行紫外线预消毒处理，于生物安全柜中照射 30min。以下内容以 T25 培养瓶中的细胞复苏、培养基更换、传代与冻存为例，详述操作步骤。

1. 细胞复苏

（1）启动电热恒温水浴锅，加热至水温为 37℃后开始细胞复苏。

（2）从液氮罐或–80℃超低温冰箱中取出冻存的细胞，快速置于 37℃水浴解冻。

（3）用 75%乙醇喷洒以消毒冻存管，消毒后转入生物安全柜操作。预热新鲜完全培养基，加入冻存管中，轻柔吹散细胞沉淀，吸取瓶中细胞悬液至 15mL 离心管中。

（4）200×*g* 左右细胞悬浮液离心 5～10min。实际的离心速度和持续时间因细胞类型而异。

（5）弃上清液，加入新鲜完全培养基重悬细胞，并将其转移到适当的培养容器和推荐的培养环境中。

（6）转移细胞悬液至新 T25 培养瓶中，补加培养基至 4mL。

（7）十字交叉法轻轻摇动培养瓶，使细胞均匀分散于培养瓶底部，置入 5% CO_2 细胞培养箱中（十字交叉法：前后摇动培养瓶 10 次，再左右摇动培养瓶 10 次，两个方向操作各重复 4 次）。

2. 细胞培养 每天观察细胞生长状态及培养基状态（培养基中含有酚红，初始状态为红色）。若细胞长满，则需传代。若细胞没有长满，但培养基由红变黄，其余正常，说明培养基 pH 下降，需更换新鲜培养基。若培养基变浑浊，可能是微生物污染，应废弃细胞。若培养基变紫，则需检查 CO_2 细胞培养箱中 CO_2 是否充足。

3. 细胞换液 用无菌吸管或移液器吸弃原有培养基，再加 4mL 含有 10%FBS 的新鲜培养基，将细胞放回培养箱中培养。

4. 细胞冻存 待细胞长至对数期，宜进行冻存，以备未来复苏使用。细胞冻存依赖于冻存液中的二甲基亚砜（dimethyl sulfoxide，DMSO），其在缓冻过程中，可快速渗透细胞膜，降低溶液冰点，减少冰晶产生，减少细胞损伤。细胞冻存的原则是“缓冻”，复苏原则是“速融”。步骤如下：

1）用胰酶消化细胞，1000r/min 离心 5min，弃上清液。

2）用含 10%FBS 和 10%DMSO 的培养基作为细胞冻存液（珍贵细胞可直接用 FBS 配制含 10%DMSO 的细胞冻存液）。

3）用细胞冻存液重悬细胞，放入冻存管，旋紧管盖，做好标记。

4）用标准慢速冷冻程序，即每分钟降温 1～2℃的速度降温至–25℃，随后以每分钟 5～10℃的速度降温至–100～–80℃，最终转移至液氮中储存。

（三）细胞传代、计数与铺板

细胞传代、计数与铺板等操作均需先用胰酶消化细胞，具体步骤如下：①吸出原有培养基，用磷酸缓冲盐溶液（PBS）清洗细胞，去除残留血清，吸弃洗液；②加入 1mL 0.25%胰酶溶液（覆盖细胞），将培养瓶置于 CO_2 细胞培养箱，消化适当时间（轻轻晃动培养瓶时，细胞脱离培养瓶）；③加入 1mL 含 10%FBS 的培养基终止消化，用吸管吹打细胞至细胞团块分散成单个细胞；④收集细胞悬液于无菌 15mL 离心管，1000r/min，离心 5min；⑤弃上清液，用 1mL 含 10%FBS 的培养基重悬细胞。

（1）细胞传代：根据需要取部分细胞悬液放入培养瓶中，补足培养基至 4mL，轻轻晃动培养瓶，使细胞均匀分散于培养瓶底部，置于细胞培养箱中培养。其余细胞计数铺板之后可用于其他实验。

（2）细胞计数：细胞悬液充分混匀后取 10μL 充入牛鲍计数板，计数四角 4 个大方格（图 4-1 中图中灰色填充部分）中的细胞数量。对于压线细胞的计数原则是“数上不数下，数左不数右”。计算 4 个大方格中的细胞数量的平均数 *X*，即为细胞悬液的浓度（*X* 万/mL）。

牛鲍计数板计数原理：一个计数池长宽均为 3mm，大方格的长宽均为 1mm，缝隙高度是 0.1mm，每个大方格的容积是 $1mm\times1mm\times0.1mm=0.1mm^3=0.1\mu L$，四个大方格的平均数 *X* 代表了细胞的浓度 *X* 个/0.1μL，即 *X* 万/mL（图 4-1）。注意，最终计数得到的 *X* 最好为 100～200，数量太少会导致计数的误差变大，数量太多会增加计数难度。

（3）细胞铺板：完成细胞计数后，根据需求在不同培养板上铺不同数量细胞。轻轻晃动培养板，使细胞均匀分布，将培养板放入细胞培养箱中培养。

（四）细胞转染

细胞转染是将外源核酸导入真核细胞的过程。转染技术可分为瞬时转染和稳定转染两种。瞬时转染中，外源 DNA 不会整合到宿主基因组中，效应短暂，一般在转染后 24～72h 分析。稳定转染则使外源 DNA 整合并持续表达，但整合概率低，需筛选标记辅助筛选稳定表达的细胞。

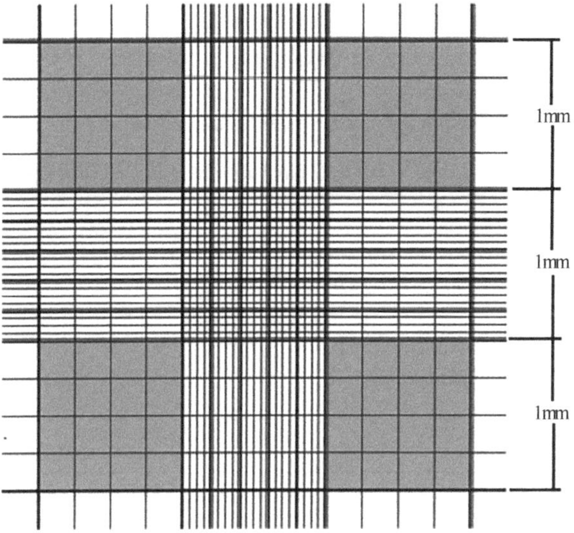

图 4-1 牛鲍计数板方格示意图

图中灰色填充部分为计数区域

转染方式主要包括物理、化学和生物 3 种。物理法，如电穿孔和显微注射，需特定设备，电穿孔对细胞毒性大，显微注射复杂且成本高。化学法，如阳离子脂质体转染，操作简便且效率高。生物法利用病毒载体，转染效率高，适用性广，但存在生物安全隐患，技术复杂，耗时，且基因负载有限。下面以阳离子脂质体转染法和慢病毒稳定转染法为例描述操作步骤。

1. 阳离子脂质体转染法 为达到最佳转染效果，需针对每种细胞系优化细胞接种密度与核酸浓度（表 4-3）。以 Lipofectamine^{TM} 2000 转染干扰小 RNA（siRNA）于 24 孔板为例，实验步骤如下：

（1）于转染前一天接种细胞于 24 孔板，使转染时细胞密度为 50%～70%。

（2）转染当天，用无血清培养基置换原细胞培养基。

（3）用 50μL 无血清培养基稀释 siRNA 至终浓度 50nmol/L 并混匀。

(4)用 50μL 无血清培养基稀释 1μL Lipofectamine™ 2000，轻轻吹吸混匀，静置 5min。

（5）混合转染试剂和 siRNA 稀释液，吹吸混匀，室温静置 20min。

（6）将转染复合物加入 24 孔板中，轻摇混匀。

（7）细胞置于培养箱中培养，6h 后换新鲜的，含有 10% FBS 的培养基。

（8）继续培养 24～72h 后收样检测。

表 4-3　不同孔板转染 DNA 或 RNA 时核酸及转染试剂用量参考

孔板	20μmol/L siRNA（μL/孔）	质粒 DNA（μg/孔）	Lipofectamine™ 2000（μL/孔）	核酸稀释体积（μL）	转染试剂稀释体积（μL）
96 孔板	0.25	0.12	0.25	25	25
24 孔板	1.25	0.5	1	50	50
12 孔板	2.5	1	2	100	100
6 孔板	5	2.5	5	250	250

注：为获得最佳的转染效果，实验者应进行预实验以优化最佳细胞接种数量及核酸浓度

2. 慢病毒稳定转染法　是一种常用的可实现长期稳定转染效果的方法，通过慢病毒将核酸整合到宿主基因组中，主要操作步骤如下：

（1）载体构建：选择合适慢病毒载体，将需载入的核酸片段插入慢病毒质粒中。

（2）慢病毒包装：利用 HEK293T 细胞，通过电穿孔或阳离子脂质体转染等手段引入慢病毒载体质粒。

（3）病毒液收集：48～72h 后收集上清液，经滤过获取病毒液。若对病毒滴度要求较高或慢病毒包装过程转染效果不佳，可进一步浓缩纯化。

（4）滴度检测：用不同稀释度的病毒液感染细胞，借助荧光观测或实时荧光定量 PCR（qRT-PCR）分析，以确定病毒滴度与纯度。

（5）细胞感染：实验前一天接种细胞于 12 孔板，实验当天，用病毒液感染细胞[可用 4～8μg/mL 聚凝胺（polybrene）

处理细胞，提高病毒感染的效率]，感染 6h 后，去除病毒液，换新鲜培养基。

（6）抗生素筛选：病毒感染 48h 后，根据载体携带的筛选标记施以对应抗生素进行筛选（筛选浓度通过该抗生素对目的细胞的杀伤曲线确定，选取 48h 内可杀死 90%细胞的最低浓度，作为稳转细胞系筛选的工作浓度）。两周后，检测目的基因表达，验证筛选效果。

（五）细胞增殖、细胞凋亡及细胞迁移、侵袭检测

1. 细胞增殖检测 细胞增殖的检测方法主要分为两大类，一类是通过比色法检测细胞活力来评估细胞增殖状况；另一类则是通过荧光染色来检测细胞增殖。前者如 MTT 法和 CCK-8 法，后者代表为 CFSE 荧光染色法。

（1）MTT 法：MTT 全称为 3-(4,5-dimethylthiazol-2-yl-2,5-diphenyltetrazolium bromide，汉语化学名为 3-(4,5-二甲基噻唑-2)-2,5-二苯基四氮唑溴盐，商品名为噻唑蓝，是一种黄色染料。MTT 进入细胞后，会被线粒体中的琥珀酸脱氢酶还原为不溶于水的蓝紫色结晶甲臜（formazan），使用 DMSO 溶解蓝紫色结晶甲臜，并在 490nm 波长处检测其吸光度值。吸光度值的大小可间接评估细胞数量（在一定的范围内，吸光度值与细胞数成正比）。

1）实验步骤

A. 在 96 孔培养板中接种合适数量细胞。

B. 实验设计需要时加药刺激，培养细胞至检测时间。

C. 检测当天，配制 MTT 工作液（PBS 配制 MTT 至 1mg/mL），每孔加入 100μL MTT 工作液，孵育 4h，小心弃净上清液，然后每孔加入 100μL DMSO 溶解蓝紫色结晶甲臜。

D. 于 490nm 波长下检测各孔吸光度值。

2）注意事项

A. 96 孔板外周一圈的孔一般不铺细胞，用 PBS 铺设空白孔，将铺好的细胞围住，可以有效降低外围孔中培养基的蒸发，降低培养基蒸发造成的细胞状态差异及药物浓度差异对结果的影响。

B. 检测时，控制吸光度值小于 1，吸光度值过大会超出 MTT 检测的线性范围。

（2）CCK-8（cell counting kit-8，细胞计数试剂-8）法：作为 MTT 的升级版，CCK-8 依靠 WST-8 [2-(2-甲氧基-4-硝苯

基)-3-(4-硝苯基)-5-(2,4-二磺基苯)-2H-四唑单钠盐]具有更高的灵敏度。WST-8在电子耦合试剂存在的情况下，被细胞线粒体中脱氢酶还原为具有高度水溶性的黄色甲臜产物，生成的甲臜产物的量与活细胞数目成正比。

1）实验步骤

A. 在96孔培养板中接种合适数量细胞，一般控制在最后检测时光密度（OD）值小于2。

B. 实验设计需要时加药刺激，然后培养细胞至检测时间。

C. 检测当天，向每孔加入10μL CCK-8，孵育1～4h。

D. 于450nm波长下检测各孔吸光度值。

2）注意事项

A. 若刺激细胞的药物有氧化性或还原性，在加CCK-8之前更换新鲜培养基，避免药物干扰。

B. 96孔板外周一圈的孔用PBS铺设空白孔，以降低培养基蒸发造成的细胞状态差异及药物浓度差异对结果造成的影响。

（3）CFSE荧光染色法：与传统检测细胞增殖方法相比，该法能在单细胞水平上动态监测细胞增殖。CFSE是一种化学名为5(6)-羧基二乙酸荧光素琥珀酰亚胺酯的荧光染料，可自由穿透细胞膜。CFSE进入细胞后，通过其琥珀酰亚胺基团，与细胞内赖氨酸残基及其他胺来源共价结合，不可逆地偶联到蛋白质上。在分裂增殖的过程中，细胞每分裂一代，CFSE会平均分配到两个子细胞中，导致荧光强度减半一次，因此可通过流式细胞仪检测荧光强度来分析细胞增殖情况。荧光强度越弱，说明细胞增殖能力越强。

实验步骤如下：

A. 配制CFSE储存液：用DMSO配制10mmol/L CFSE储存液，分装后，–80℃避光保存。

B. 配制CFSE工作液：用PBS稀释CFSE储存液至5～10μmol/L。

C. 消化细胞并离心后，加入1mL CFSE工作液，37℃孵育15min后，1000r/min离心5min，弃上清液。

D. PBS重悬细胞：1000r/min离心5min，弃上清液，重复2遍。

E. 10%FBS的完全培养基重悬细胞，于细胞培养箱中培养至检测时间。

F. 检测当天，消化细胞并离心；PBS洗涤；倒置荧光显微镜下观察或者流式细胞仪检测荧光强度。

2. 细胞凋亡检测 检测细胞凋亡方法众多，但应用最广泛的是 Annexin V/PI 双染法。Annexin V/PI 双染法基本原理是当细胞发生凋亡时，细胞膜内表面磷脂酰丝氨酸（phosphatidylserine，PS）会翻转至细胞外。Annexin V 对磷脂酰丝氨酸有高度的亲和力，可特异性地识别翻转到细胞外的磷脂酰丝氨酸，可用偶联异硫氰酸荧光素（FITC）的 Annexin V 区分凋亡细胞和活细胞。但坏死细胞的磷脂酰丝氨酸也会翻转到细胞膜的外表面，因此 Annexin V 无法鉴别凋亡细胞和坏死细胞。碘化丙啶（PI）染料由于无法通过细胞膜进入细胞与 DNA 结合，无法标记活细胞和细胞膜完整的早期凋亡细胞，但 PI 可透过坏死细胞的细胞膜标记坏死细胞。因此 Annexin V/PI 双染可同时区分活细胞、凋亡细胞和坏死细胞。

1）操作步骤

A. 贴壁细胞用不含乙二胺四乙酸（EDTA）的胰酶消化后，1000r/min，4℃离心 5min，吸弃上清液，收集细胞。

B. 用预冷的 PBS 洗涤细胞 2 次，1000r/min，4℃离心 5min。

C. 吸弃 PBS，加入 100μL 染色缓冲液重悬细胞。

D. 加入 5μL Annexin V-FITC 和 10μL PI 染色液，轻轻混匀。

E. 避光室温孵育 10～15min。

F. 加入 400μL 染色缓冲液，混匀后放置于冰上，样品在 1h 内用流式细胞仪或荧光显微镜检测。

2）注意事项

A. 为减少洗涤时细胞损失，在吸弃液体时可用 1mL 移液器枪头套上 10μL 移液器枪头吸液。染色结束后尽快上机检测，放置时间≤1h。

B. 贴壁细胞凋亡实验伴随漂浮细胞时，须收集漂浮细胞和贴壁细胞后合并染色。

3. 细胞迁移、侵袭检测 细胞迁移是细胞接收到迁移信号后发生的定向运动行为。细胞侵袭是指细胞在运动的同时分泌相关蛋白，消化细胞外基质，扫清运动障碍的过程。了解细胞迁移和侵袭的机制对于肿瘤转移研究十分重要。检测细胞迁移和侵袭能力最常用的手段是 Transwell 实验。Transwell 实验能模拟细胞在 3D 空间的迁移行为。另外，在 Transwell 小室中加入基质胶（matrigel），还能模拟细胞在 3D 空间的侵袭过程。Transwell 小室底部有密密麻麻的小孔，小室内部的细胞可通过变形穿过小孔，进入小室外并贴在外侧。通过对小室外侧细胞染色计数，可判断细胞的迁移和侵袭能力。

1）Transwell 检测细胞侵袭具体实验步骤

A. 于实验前一天，4℃解冻基质胶，将枪头、1.5mL 离心管和放有 Transwell 小室的 24 孔板放入 4℃冰箱预冷。

B. 实验当天，用预冷枪头稀释基质胶于预冷的 1.5mL 离心管中（基质胶∶无血清培养基比例一般为 1∶6 到 1∶8）并混匀。

C. 用预冷枪头将稀释后的基质胶垂直加入 Transwell 小室中，使其均匀平铺，每孔 60μL。

D. 将培养板放入 37℃细胞培养箱孵育 30～60min，待基质胶聚合凝固。

E. 在下室加入 500μL 含 10%FBS 的培养基。

F. 胰酶消化待测细胞，用无血清培养基重悬细胞，计数并调整细胞浓度，于 Transwell 小室中接种 5 万～10 万细胞/孔（不同细胞迁移能力不同，铺设细胞数目也不同，可预实验探索合适浓度）。

G. 将培养板放入培养箱中，一定的时间后即可固定染色。培养时间根据细胞的侵袭能力确定，一般 24～48h，可预实验探索合适的培养时间。

H. 取出 Transwell 小室，用棉签擦去小室内部的细胞。

I. 在干净的 24 孔板中加入 4%多聚甲醛 600μL，放入擦干净的小室，固定 20min。

J. 弃去固定液，将小室用 PBS 洗一遍。

K. 用 100mL 无水乙醇溶解 0.5g 结晶紫配制保存液，染色当天加 PBS 稀释至 0.1%作为结晶紫工作液。用 0.1%结晶紫染色 5～10min，PBS 洗 3 遍，用棉签擦去小室内部的染料，即可用显微镜观察。

2）注意事项

A. 接种细胞过程中，若 Transwell 下室培养液和小室之间有气泡，要将小室轻轻提起，去除气泡，再将小室放进去培养。

B. 在固定染色的过程中，避免触碰小室外底部。

C. 细胞迁移实验与上述实验步骤类似，省略与基质胶相关步骤 A～D，其余步骤相同。

（六）肿瘤球的培养

1. 用水配制质量分数为 1%低熔点琼脂糖于离心管中，

80℃ 30min 左右加热至熔化（此时会澄清透明）。

2. 向 96 孔板中加入熔化的低熔点琼脂糖，每孔 50μL。

3. 待低熔点琼脂糖在 96 孔板中凝固后，紫外线照射 1h 灭菌。

4. 在每个孔中铺 600 个肿瘤细胞，于 37℃ 5% CO_2 条件下静置培养。约 3 天显微镜下能观察到肿瘤球，5 天肉眼可见白色小点。

二、原代细胞培养基础实验

（一）人单核细胞来源巨噬细胞的提取与培养

1. 外周血单个核细胞（peripheral blood mononuclear cell, PBMC）**的提取**

（1）用 PBS 将血液稀释 2～4 倍，降低血液黏稠度。

（2）根据稀释后血液总量选用 15mL 或 50mL 离心管，加入 1/4 体积 Ficoll 分离液。

（3）缓慢轻柔地将稀释后的血液沿管壁平铺至 Ficoll 分离液上层，应尽量避免 Ficoll 层与血液层混合。

（4）以 800×*g* 室温离心 30min（升速和降速的加速度均设置到最低）。

（5）轻柔地取出离心管，避免分层液体重新混合。离心结束之后离心管中液体分 4 层，从上到下分别为血浆层、PBMC 层（Ficoll 分离液与血液层交界处的浑浊絮状物）、Ficoll 层和红细胞层。

（6）用吸管小心吸出 PBMC 层，用 PBS 稀释并离心，弃上清液。

（7）重复用 PBS 洗 2 遍，再用 PBS 重悬得到 PBMC 单细胞悬液。

2. 人单核细胞来源巨噬细胞的诱导培养

（1）细胞计数 PBMC，用含有 10%FBS 的 RPMI 1640 培养基调整细胞浓度至每毫升 5×10^6 个细胞。

（2）将细胞放入 6 孔板中，于 37℃ 5% CO_2 条件下培养。

（3）2～4h 后取出培养板，弃上清液，并用 PBS 洗涤培养板，重复 3 次，洗去未黏附细胞（根据单核巨噬细胞黏附能力强的特性，将贴壁的单核巨噬细胞与未贴壁的淋巴细胞分开）。

（4）每孔加入 2mL 含有 10%FBS 的 RPMI 1640 培养基及

1000U/mL 的重组人粒细胞-巨噬细胞集落刺激因子(rhGM-CSF)。

(5)于 37℃ 5% CO_2 条件下培养,隔天吸出一半原培养基,加入等量含 rhGM-CSF 的 RPMI 1640 有血清培养基。

(6)5～7 天后，即可进行后续实验。

(二)骨髓来源巨噬细胞(BMDM)的提取诱导与培养

1. 对小鼠实施安乐死，用 75%乙醇对小鼠皮肤消毒。
2. 用镊子夹住腿部，去除腿部的皮肤和肌肉。
3. 通过膝关节和髋关节脱臼，分离胫骨和股骨，通过踝关节脱臼，将胫骨与足部分离，清除骨头上的所有组织。
4. 切开骨骺，用 5mL 注射器和 23G 针头吸取含有 10%FBS 的 RPMI 1640 培养基冲洗骨髓，直至骨髓腔冲洗干净、发白。
5. 用 70μm 细胞筛过滤细胞悬液到新的 50mL 离心管中。
6. 细胞悬液在 250×g、4℃条件下离心 5min，弃上清液。
7. 用红细胞裂解液（称取 3.735g 氯化铵、三羟甲基氨基甲烷 Tris1.3g，加水溶解并稀释至 500mL，0.22μm 滤膜过滤除菌，4℃保存）裂解红细胞 3～5min，然后 250×g、4℃条件下离心 5min，弃上清液。
8. 用 10mL 含有 10%FBS 的 RPMI 1640 培养基重悬骨髓细胞，并放入 10cm 培养皿中在 37℃，5% CO_2 条件下培养。
9. 4h 后吸取上清液，1200r/min 离心 5min，收集未黏附的骨髓细胞（这一步从造血祖细胞中去除黏附能力强的间充质细胞或成熟的巨噬细胞）。
10. 用含有 10%FBS 的 RPMI 1640 培养基重悬骨髓细胞，并进行细胞计数，稀释细胞浓度至每毫升 3.5×10^5 个细胞，并加入 20ng/mL 的巨噬细胞集落刺激因子（M-CSF），根据所需细胞密度铺板，在 37℃、5% CO_2 条件下培养，隔天吸出原培养基，加入等量含 10%FBS 和 20ng/mL M-CSF 的 RPMI 1640 培养基，5～7 天后，即可进行后续实验。

(三)骨髓来源树突状细胞(BMDC)的提取诱导与培养

小鼠骨髓细胞提取并计数的实验操作步骤与 BMDM 提取过程相同。稀释细胞浓度至每毫升 1×10^6 个细胞，并加入 20ng/mL 的粒细胞-巨噬细胞集落刺激因子（GM-CSF）和 10ng/mL 的 IL-4，根据所需细胞密度铺板，在 37℃、5% CO_2 条件下培养。隔天吸出一半原培养基，加入等量含 GM-CSF 和 IL-4 的 RPMI 1640 有血清培养基，7 天后，即可进行后续实验。

第五章　细菌基础实验

（一）细菌培养

以大肠埃希菌为例，实验室常用细菌培养基主要有液体LB培养基和固体LB培养基。

培养基配方：1%（*w/v*）氯化钠，1%（*w/v*）蛋白胨（peptone），0.5%（*w/v*）酵母提取物，固体LB培养基额外加1.2%（*w/v*）琼脂粉。培养基经过高温高压灭菌方可使用。

实验步骤：

（1）打开超净工作台，将实验所用物品放入（移液器、酒精灯、接种环、吸头、试管、试管架、LB培养基等），打开紫外线灯照射消毒30min。不可将菌种置于紫外线下。

（2）向试管中加入不超过1/3的液体LB培养基，接种细菌（菌落或菌液），盖好乳胶塞。

（3）将试管斜插培养箱的摇床上，设定200r/min、37℃，过夜培养。

（二）菌种保存

材料：60%无菌甘油，新鲜菌液，酒精灯，1.5mL无菌离心管等。

实验步骤：

（1）准备新鲜菌液，60%无菌甘油（高压灭菌），酒精灯，无菌吸头，1.5mL离心管。

（2）点燃酒精灯，在火焰无菌区操作，吸取500μL菌液至离心管，再加入500μL 60%无菌甘油，混匀。

（3）做好标记（包括质粒名称、操作人、冻存日期），于–80℃超低温冰箱保存。

注意事项：冷冻存放时，将菌种集中、有序放置，方便下次取用。

（三）质粒转化

材料：感受态细胞，质粒，冰盒，42℃电热恒温水浴锅，无抗性液体LB，抗性LB平板（与质粒抗性一致）等。

热激法实验步骤：

（1）从–80℃超低温冰箱取出感受态细胞，置于冰上融化。每个样本需50μL感受态细胞。

（2）提前 10min 打开 42℃电热恒温水浴锅。将 5μL 连接产物或 10～50ng 或质粒加入感受态细胞中，加入体积不超过感受态细胞的 1/10。混匀，轻轻弹几下管底即可。冰上静置 30min。

（3）42℃水浴热激 60s 后，迅速置于冰上，静置 2min。

（4）加 600μL 无抗性液体 LB，放入 37℃、200r/min 摇床中复苏培养 45min。

（5）3500r/min，室温离心 5min，弃上清液，留 100μL，用移液器重悬，均匀涂布在相应抗性的固体 LB 平板上。待固体培养基表面液体完全干燥，看不见可流动液体后，取封口膜封住平皿。37℃培养箱培养，倒置平板，过夜培养 16h 以上。

注意事项：

（1）感受态细胞在冰上解冻后须尽快开始实验，长时间放置会降低转化效率。

（2）待转化 DNA 的加入体积不超过感受态细胞体积的 1/10。

（3）加入质粒或连接产物后，轻弹混匀即可，无须用移液枪吸打。

（4）避免反复冻融感受态细胞。

（5）培养时间不建议超过一天，时间过长易生杂菌。

第六章 分子生物学基础实验

一、DNA 基础实验

（一）DNA 提取与纯化

1. 基因组 DNA 提取（以 DNAiso Reagent 基因组 DNA 提取试剂为例）

（1）实验步骤

1）准备适量的组织材料或培养细胞（无培养基），加入适量 DNAiso 后匀浆，如 200 万细胞可使用 1mL DNAiso。

2）室温静置 5min，10 000×*g*、4℃离心 10min。

3）转移上清至新的 1.5mL 离心管中，加入 1/2 体积无水乙醇，颠倒混匀，直至出现白色絮状沉淀。用玻璃棒或吸头将 DNA 缠绕出来，转移至新离心管中。若未出现 DNA 沉淀或沉淀量较少且分散时，4000×*g*、室温离心 2min。

4）加入 1mL 75%乙醇，轻轻上下颠倒洗涤离心管管壁，12 000×*g*，4℃离心 5min。

5）用 1mL 移液器枪头套上 10μL 移液器枪头，小心吸弃上清液，保留沉淀，干燥 5～15s，加 200μL 双蒸水或 TE buffer 溶解基因组 DNA。

（2）注意事项

1）细胞数量和裂解液用量需匹配，如 200 万细胞使用 1mL 裂解液。

2）步骤 5）中若干燥时间过长，基因组 DNA 会很难溶解。

2. 质粒 DNA 提取（以无内毒素质粒提取试剂盒为例） 质粒是细菌中染色体外能自主复制的环状 DNA 分子，实验室中常用大肠埃希菌 DH5α 来扩增质粒。

（1）实验步骤

1）将 5～15mL 过夜培养的菌液加入离心管中，12 000r/min 室温离心 1min，尽量弃上清液。

2）向留有菌体沉淀的离心管中加入 500μL Buffer P1（请先检查是否已加入 RNaseA），用移液器吹吸充分重悬沉淀。注意：若菌块未彻底混匀，将影响裂解效果、提取量和纯度。

3）向离心管中加入 500μL Buffer P2，温和地上下颠倒混匀 6～8 次，使菌体充分裂解。此时菌液应变得清亮黏稠。放置 3～5min，以免质粒受损伤。

4）注意：不要剧烈振荡，以免造成所提质粒中基因组 DNA

污染。若溶液未变清亮，提示菌量可能过大，裂解不彻底，应减少菌量。

5）向离心管中加入 500μL Buffer E3，立即温和上下颠倒混匀 6～8 次，此时出现白色絮状沉淀。

注意：Buffer E3 加入后应立即混匀，避免产生局部沉淀。室温放置时间不宜超过 5min，以免损伤质粒。

6）12 000r/min、室温离心 5min，吸取上清液加入吸附柱（Endo-Remover FM）中，12 000r/min 离心 1min，将收集管中的滤液转到自备离心管中。

注意：吸附柱最大容积 750μL，上清液分两次过滤，并混合于同一自备离心管中。

7）向离心管中加入 450μL 异丙醇，上下颠倒混匀。

8）柱平衡：向已装入收集管的吸附柱（Spin Column CL）中加入 200μL Buffer PS。

9）12 000r/min 离心 2min，倒掉收集管中的废液，将吸附柱重新放回收集管中。

10）将步骤 7）中滤液与异丙醇的混合液转移到平衡好的吸附柱中，12 000r/min 离心 1min，倒掉收集管中废液。

注意：吸附柱最大容积 750μL，步骤 5）的溶液需多次过柱。

11）向吸附柱中加入 750μL Buffer PW（请先检查是否已加入无水乙醇），12 000r/min 离心 1min，倒掉收集管中的废液，将 Spin Column CL 重新放回收集管中。

12）12 000r/min 离心 1min，倒掉废液。将 Spin Column CL 置于室温数分钟，以彻底晾干吸附材料中残余的水。注意：这一步的目的是将吸附柱中残余的 Buffer PW 去除，Buffer PW 中乙醇的残留会影响后续的酶促反应（酶切、聚合酶链反应等）。

13）将 Spin Column CL 置于一个新的离心管（1.5mL 尖头离心管）中，向吸附膜的中间部位悬空滴加 100μL 提前预热好的双蒸水（ddH_2O），室温放置 2～5min，12 000r/min，离心 2min，将质粒溶液收集到离心管中。

14）使用 NanoDrop 2000 测质粒浓度，–20℃保存质粒。

（2）注意事项

1）Buffer P1 在使用前先加入 RNase A（将试剂盒中提供的 RNase A 全部加入），混匀，置于 2～8℃保存。

2）第一次使用前应按照试剂瓶标签说明先在 Buffer PW 中加入无水乙醇。

3）使用前先检查 Buffer P2 和 Buffer E3 是否出现浑浊，如有浑浊现象，可在 37℃水浴中加热几分钟，即可恢复澄清。

4）Buffer P2 和 E3 对人体有害且有挥发性，使用后应立即盖紧盖子。

5）所有离心步骤均为使用常规台式离心机室温下进行离心，速度为 12 000r/min，常温即可。

6）质粒提取总量取决于细菌浓度、质粒拷贝数等因素。

7）提前将洗脱缓冲液（Buffer EB）在 65～70℃水浴预热，适当延长吸附和洗脱的时间，可增加提取效率。

8）洗脱液的 pH 对于洗脱效率有很大影响。若用水做洗脱液，应保证其 pH 为 7.0～8.5（可用 NaOH 将水的 pH 调到此范围），pH 低于 7.0 会降低洗脱效率。

9）少于 100μL 的洗脱液可能会影响回收效率。

10）质粒拷贝数较低或＞10kb 时，可通过二次离心将菌体沉淀收集到一个离心管中，同时后续所加试剂 Buffer P1、P2 及 E3 的量需加倍。

11）关于 DNA 吸光度说明如下：230nm、260nm、280nm 的吸光度分别代表碳水化合物、核酸和蛋白质等有机物的吸光度值。A_{260}/A_{280} 体现了 DNA 中的蛋白质等有机物的污染程度，DNA 的 A_{260}/A_{280} 应在 1.8 左右。

12）各波长具体含义及相关问题。230nm 是碳水化合物最高吸收峰的吸收波长，260nm 是核酸最高吸收峰的吸收波长，280nm 是蛋白质最高吸收峰的吸收波长。A_{260}/A_{280} 可进行核酸样品纯度评估：纯 DNA 的 A_{260}/A_{280} 为 1.8，纯 RNA 的 A_{260}/A_{280} 为 2.0。A_{260}/A_{230} 可进行核酸样品纯度评估：纯 DNA 和 RNA 的 A_{260}/A_{230} 为 2.5。若 A_{260}/A_{230} 小于 2.0 表明样品被碳水化合物（糖类）、盐类或有机溶剂污染，需纯化样品。

（二）PCR 基因扩增与检测

按照表 6-1 及表 6-2 中配方配制 PCR 反应体系。

表 6-1 PCR 反应体系

组分	体积
ddH_2O	补充至 50μL
5×Buffer	10μL
dNTP Mix	1μL

续表

组分	体积
上游引物（10μmol/L）	2μL
下游引物（10μmol/L）	2μL
模板 DNA	0.1～2μg
DNA 聚合酶	1μL

表 6-2　反应程序

循环步骤	温度（℃）	时间	循环数
预变性	95	3min	
变性	95	10s	25～35个循环
退火	引物的 T_m 值	10s	25～35个循环
延伸	72（此温度由 DNA 聚合酶决定）	15～30s/kb（由 DNA 聚合酶扩增速度决定）	25～35个循环
彻底延伸	72	5min	

注意事项：

（1）所有操作在冰上进行，PCR 各组分解冻后要充分混匀。

（2）用完之后及时放回–20℃保存。

（三）DNA 凝胶电泳

1. 实验步骤

（1）制备 1%琼脂糖凝胶。称量 0.3g 琼脂糖加入 30mL 1×TAE 缓冲液（由三羟甲基氨基甲烷、乙酸、乙二胺四乙酸组成）中，在微波炉中加热煮沸至完全溶解，溶液中无明显颗粒物。加入 3μL 核酸染料 GelRed，混匀，倒入制胶板中，插好核酸电泳凝胶加样梳，待其凝固。1×TAE 缓冲液配置方法：取 20mL 50×TAE 缓冲液，加双蒸水定容至 1L 即可。50×TAE 缓冲液储存液配方：称取 242g Tris-base 和 37.2g $Na_2EDTA \cdot 2H_2O$ 溶于 800mL 双蒸水，再加 57.1mL 冰乙酸，加双蒸水至 1000mL。

（2）制样，取 9μL PCR 样品，加 1μL 10×DNA Loading Buffer。

（3）拔掉核酸电泳凝胶加样梳，将琼脂糖凝胶放入水平电泳槽中，点样孔朝向负极（黑色电极），电泳缓冲液应没过凝胶上表面。

（4）用移液器点样，将样品和 DNA marker 缓慢加入胶孔。每个样品都要更换吸头。

（5）用双手盖上电泳槽上盖，设置电泳参数，恒压 120V。

（6）观察 DNA marker 在泳道中运动至合适位置，可停止电泳，关掉电泳仪电源，取出凝胶，进行成像。成像操作见第三章“实验常用仪器”。

2. 注意事项

（1）不可用琼脂粉代替琼脂糖。

（2）建议用 10μL 移液器加样，冲力较小，样品不易冲出胶孔。

（3）电泳缓冲液和制胶缓冲液必须一致。

（4）微波炉中加热 TAE 溶解琼脂糖粉末时，控制好加热时间，防止暴沸。

（5）凝胶不立即使用时，用自封袋装好凝胶，加少量缓冲液，封口后保存。

（6）需双手拿电泳槽上盖，不可单手操作，单手开盖易折断电泳槽电极。

二、RNA 基础实验

（一）RNA 提取

1. RNA 提取实验步骤

（1）用胰酶消化细胞，800r/min 离心 5min，弃上清液。

（2）加入 PBS 清洗 1～2 次，1000r/min 离心 5min。

（3）加入 1mL Trizol 吹打混匀裂解细胞（1mL Trizol 可裂解细胞数量不超过 200 万，若细胞量过多易污染 DNA）。

（4）转入一个 1.5mL 无 RNase 离心管，室温静置 5min。

（5）每 1mL Trizol 加入 200μL 氯仿，在通风橱里操作，剧烈振荡 15s，室温放置 5min。

（6）4℃（提前预冷离心机），12 000r/min 离心 15min（分三层，分层不好则延长离心时间）。

（7）取最上层（400～500μL）到新无酶离心管中。

（8）加等体积（约 500μL）异丙醇（RNA 专用）摇匀，室温静置 10min。

（9）4℃，12 000r/min，离心 15min 后弃上清液。

（10）加 1mL 预冷 75%乙醇清洗，摇匀，此步骤可放

-20℃低温冰箱中进行。

（11）4℃，12 000r/min，离心 2min，小心弃上清液。

（12）4℃，12 000r/min，离心 1～2min，吸弃乙醇。

（13）用酒精灯烘干 5min，白色沉淀变透明后，溶于 30μL 无核酶酸水（RNase-free H_2O）中。

（14）用双蒸水清洗分光光度计检测台后，用纸擦干净。

（15）加 2μL 水，点击“blank”，用纸擦干净检测台。

（16）再加 2μL 水，点击“measure”（<1.0），用纸擦干净检测台。

（17）加 2μL 待测 RNA 样品，点击“measure”，记录浓度（ng/μl）。

（18）检测结束后用双蒸水清洗 3 次。

2. 注意事项

（1）加氯仿离心分层后转移上清液时，不要吸到中间层，否则易被蛋白污染，一般取 400μL。

（2）烘干前用最小吸头尽可能吸弃上清液，可缩短烘干时间。

（3）纯 RNA 的 A_{260}/A_{280} 应为 2.0。当其 $A_{260}/A_{230}<1$ 时，可能是由于胍盐或蛋白质被污染。

（4）胍盐对 RNA 样品吸收有显著影响，会在波长小于 230nm 处产生大吸收峰。

（5）用分光光度计测量 RNA 时，用水而不是用 TE 缓冲液溶解 RNA 样品会造成 A_{260}/A_{280} 下降。原因是低离子强度和低 pH 溶液会增加 280nm 处的吸光度。

（二）逆转录反应

1. 进行基因组 DNA 去除时，按照逆转录反应体系（表 6-3）配制。

表 6-3　逆转录反应体系

组分	体积
RNase-free ddH_2O	至 16μL
4×*g* DNA wiper mix	4μL
模板 RNA	1μg

2. 混匀后低速离心数秒，避免产生气泡，取出 PCR 反应管

时用手轻托。

3. 放入 PCR 仪中设置 42℃，反应 2min。

4. 逆转录合成 cDNA。在上述体系中加入 4μL 的逆转录试剂混合物 5×HiScript Ⅱ qRT SuperMix Ⅱ，振荡混匀。

5. 放入 PCR 仪中设置 50℃ 15min，85℃，5s。

6. 逆转录结束后将 cDNA 保存至–20℃低温冰箱中。

（三）实时荧光定量 PCR 检测

1. 计算反应体系各组分的体积，配制实时荧光定量 PCR 反应体系（表 6-4）。

表 6-4　实时荧光定量 PCR 反应体系

组分	体积
2×qPCR SYBR Green Mix	5μL
50×ROX Dye Ⅰ	0.2μL
cDNA	0.3μL
上下游引物	0.5μL+0.5μL
ddH_2O	至 10μL

2. 上机，配好反应体系后，使用 PCR 微孔板瞬时离心机离心将 PCR 板孔内气泡排出，将 PCR 板放进实时荧光定量 PCR 仪中。按要求设置参数，参照实时荧光定量 PCR（qRT-PCR）使用方法。

三、蛋白质基础实验

（一）蛋白质提取

蛋白质提取是蛋白质印迹法的第一步，提取方法根据检测目标的类型可分为总蛋白提取、核蛋白提取、膜蛋白提取。大多数实验提取总蛋白即可。

1. 实验步骤

（1）总蛋白提取所需的试剂为裂解液、蛋白酶抑制剂。

（2）制备蛋白质样品，收集适量细胞（约 200 万），加 100μL 放射免疫沉淀法（RIPA）裂解缓冲液和 1μL 蛋白酶抑制剂（100×COCKTAIL）。RIPA 裂解缓冲液是一种传统的，可用于裂解细胞或组织的快速裂解液，其工作原理是利用表面活性剂等裂解细胞膜（包括核膜），从组织或细胞中抽取可溶性蛋白，得到的蛋白质样品可直接用于常规的蛋白质印迹法（WB）、免疫沉淀（IP）、免疫共沉淀（CoIP）等实验。

（3）冰上静置30min充分裂解蛋白质样品，或使用超声波破碎仪，参照前文。

蛋白质样品于12 000×*g*、4℃离心10min，取上清液，即可进行后续浓度测定、十二烷基硫酸钠聚丙烯酰胺凝胶电泳（SDS-PAGE）、蛋白质印迹法、免疫沉淀和免疫共沉淀等实验。

2. 注意事项

（1）裂解样品所有步骤都需在冰上或4℃进行。

（2）针对不同性质的蛋白质，应选择相应的裂解液，可参考各种裂解液的主要特点、差异和选择指南。

（二）蛋白质浓度检测

BCA（bicinchoninic acid assay）即二喹啉甲酸法。

1. 实验步骤

（1）配制25mg/mL蛋白标准液：取25mg BSA加入1mL配制液中，充分混匀溶解。

（2）稀释蛋白标准液：取20μL 25mg/mL蛋白标准液，加980μL稀释液即可配制成0.5mg/mL蛋白标准液。稀释后的0.5mg/mL蛋白标准液可在–20℃长期保存。

（3）配制BCA工作液：试剂A∶试剂B=50∶1（如5mL试剂A加100μL的试剂B），混匀。BCA工作液室温下可存放24h。

（4）准备蛋白标准液梯度（表6-5）。

表6-5　蛋白标准液梯度表

离心管号	1	2	3	4	5	6	7	8	9
标准蛋白溶液（μL）	0	1	2	4	8	16	18	20	样品
蒸馏水（μL）	20	19	18	16	12	4	2	0	补足20
BCA工作液（μL）	400	400	400	400	400	400	400	400	400

上述试剂加完后放入37℃恒温培养箱，孵育30min。

（5）吸取120μL溶液于酶标孔中，每管溶液分别加到3个复孔中，OD值取平均值。

（6）在酶标仪上570nm处测吸光度值，以蛋白质含量为纵坐标，以吸光度值为横坐标，绘制标准曲线。根据样品的吸光度值从标准曲线上计算样品的蛋白质含量。

2. 注意事项 BCA 工作液须现配现用，严格控制孵育时间。

（三）SDS-PAGE 蛋白电泳样品制备

1. 实验步骤

（1）测完蛋白质含量后，计算含 50μg 蛋白质的溶液体积即为上样量，取出上样样品至 1.5mL 离心管中，用 RIPA 裂解缓冲液补足 100μL。

（2）加入 5×上样缓冲液 25μL，混匀。烧开水，保持沸腾，离心管插在带孔泡沫板中，放入样品于沸水中煮 10min 使蛋白质变性（呈透明蓝色）。

2. 注意事项

（1）加热过程中实验人员不能走开。

（2）煮沸过程中离心管盖易崩开，若崩开应及时盖上。

（3）防止高温烫伤。

（四）蛋白质印迹法

蛋白质印迹法（免疫印迹法）是分子生物学、生物化学和免疫遗传学中常用的一种实验方法。其基本原理是将细胞或组织总蛋白质通过电泳从凝胶转移到固相支持物硝酸纤维素（NC）膜或聚偏二氟乙烯（PVDF）膜上，然后用特异性抗体检测特定抗原的一种蛋白质检测技术。通过分析着色位置和着色深度获得特定蛋白质在所分析的细胞或组织中表达情况的信息。

1. 实验步骤

（1）样品制备：参见本章“三-（三）SDS-PAGE 蛋白电泳样品制备”。

（2）试剂准备：5×电泳缓冲液，转膜缓冲液，甲醇，ddH_2O，TBST 溶液（TBS 溶液+0.1%Tween-20），封闭液（脱脂奶粉 1.0g 溶于 20mL TBST 溶液中）。

（3）用医用酒精棉球擦拭玻璃板，两面都擦洗过后用自来水冲，再用蒸馏水冲洗干净，玻璃板对齐后放入胶架中卡紧。

（4）在玻璃挡板缝中加满蒸馏水，随时观察液面高度以判断是否漏液。确定不漏液后，倒掉水，倒置玻璃夹板，控干水，准备灌胶（操作时要使两块玻璃对齐，以免漏胶）。

（5）配制下层分离胶：按表 6-6 配方配制 10%分离胶，一块胶配制 5mL，最后加 TEMED，立即混匀灌胶。使用 1mL 移液器吸取胶液，沿玻璃凹口注入（灌胶时开始可快一些，胶面快到所需高度时要放慢速度，胶液一定要沿玻璃板流下，这样胶中才不会有气泡），待胶面升到中间隔板线高度时即可。

表 6-6　10%分离胶的配方

组分名称	各种凝胶体积对应的组分取样量							
	5mL	10mL	15mL	20mL	25mL	30mL	40mL	50mL
H_2O	1.9	4.0	5.9	7.9	9.9	11.9	15.9	19.8
30% 丙烯酰胺	1.7	3.3	5.0	6.7	8.3	10.0	13.3	16.7
1.5 mol/L Tris-HCl（pH 8.8）	1.3	2.5	3.8	5.0	6.3	7.5	10.0	12.5
10% SDS	0.05	0.1	0.15	0.2	0.25	0.3	0.4	0.5
10%过硫酸铵	0.05	0.1	0.15	0.2	0.25	0.3	0.4	0.5
TEMED	0.002	0.004	0.006	0.008	0.01	0.012	0.016	0.02

（6）然后胶上加一层水（枪头紧贴玻璃板，使水沿玻璃面流下，一定要慢，以防冲破胶面），使胶面平整（可用 95%乙醇代替）。当水和胶之间有一条折射线时，说明胶已凝固。再等 3min 使胶充分凝固就可倒去胶上层水，倒置控干。

（7）上层浓缩胶：按表 6-7 配方配制浓缩胶，每板配制 2mL，立即混匀灌胶。将制胶玻璃板剩余空间灌满浓缩胶。

表 6-7　浓缩胶的配方

组分名称	各种凝胶体积对应的组分取样量							
	1mL	2mL	3mL	4mL	5mL	6mL	8mL	10mL
H_2O	0.68	1.4	2.1	2.7	3.4	4.1	5.5	6.8
30% 丙烯酰胺	0.17	0.33	0.5	0.67	0.83	1.0	1.3	1.7
1.5 mol/L Tris-HCl（pH 6.8）	0.13	0.25	0.38	0.5	0.63	0.75	1.0	1.25
10% SDS	0.01	0.02	0.03	0.04	0.05	0.06	0.08	0.1
10% 过硫酸铵	0.01	0.02	0.03	0.04	0.05	0.06	0.08	0.1
TEMED	0.001	0.002	0.003	0.004	0.005	0.006	0.008	0.01

（8）选择合适蛋白电泳制胶梳，保证梳子与玻璃板规格一致，如 1.5mm 的玻璃板配制 1.5mm 蛋白电泳制胶梳。将蛋白电泳制胶梳水平插入浓缩胶中，不可左右移动蛋白电泳制胶梳，否则浓缩胶胶柱易发生弯曲歪斜，影响上样孔容积。

（9）配制电泳缓冲液（250mL）：用量筒取 200mL 蒸馏水，再加 50mL 5×电泳缓冲液。

（10）凝胶排气泡：在电泳槽中加适量电泳缓冲液，上下摆动凝胶板，排空凝胶与缓冲垫之间的气泡。

（11）待浓缩胶凝固后，两手分别捏住蛋白电泳制胶梳的两边竖直向上轻轻将其拔出。若胶柱弯曲歪斜，用小针头小心整理。加足够的电泳液，至少要没过内侧的小玻璃板。

（12）上样：将加样器枪头紧贴外侧玻璃板，平视加样孔，缓慢加入样品。加样太快会使样品冲出加样孔，若有气泡也可能使样品溢出。

（13）电泳：仪器使用参照前文。

A. 蛋白质在分离胶中电泳电压设置 120V，时间大约 80min。

B. 蛋白质在浓缩胶中电泳电压设置 90V，时间大约 20min。

C. 电泳期间配制转膜液，预冷，以减少气泡。

D. 500mL 转膜缓冲液：取 50mL 10×转膜液，加入 350mL 双蒸水，再加入 100mL 甲醇。

（14）准备器材：瓷盘、镊子、剪刀、切胶片、转膜夹、丝绵 4 层、滤纸、NC 膜、玻璃棒等。

（15）取胶：电泳胶取出后，用镊子轻轻撬开方形玻璃板（不易撬开时可用转膜液润湿），立即将电泳胶浸在转膜液中，使胶一直保持湿润。

（16）根据胶块的大小，剪合适尺寸的 NC 膜，膜能完全盖住胶。将膜浸于转膜液中。取 6 层滤纸，滤纸与丝绵长宽相当，放置一边（先不要浸湿）。

（17）铺胶：按照“黑胶白膜”原则，将夹子打开，将红色一面（正极）保持水平，叠放顺序如图 6-1 所示，合上夹子。

（18）转膜：将夹子放入转膜槽中，要使夹的黑面对槽的黑面，夹的白面对槽的红面。转膜时会产热，将整个转膜槽放入泡沫箱中，在转膜槽周围加冰块与水，使转膜槽降温。选择恒流模式，一般以 250mA 转印 2h。

（19）封闭：转膜结束后将 NC 膜放入封闭液中孵育 1h（封

闭液配方：5%脱脂奶粉溶于 TBST 中，例如 1g 脱脂奶粉溶于 20ml TBST）。

（20）孵育一抗：封闭结束后回收 5%脱脂牛奶，用 TBST 洗一遍 NC 膜，将 NC 膜裁剪下所需部分，孵育对应一抗，4℃摇床过夜。

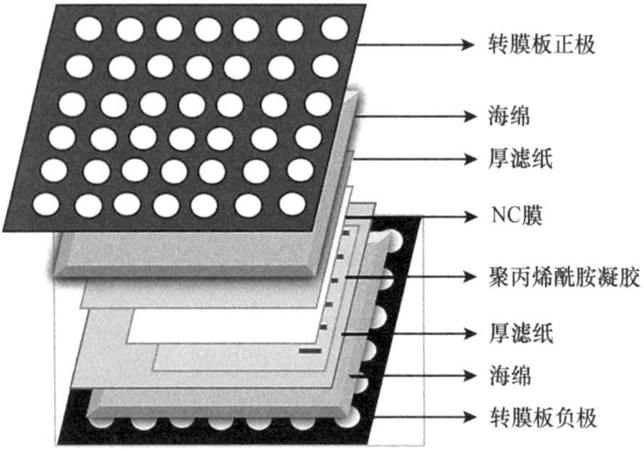

图 6-1　转膜夹示意图

（21）孵育二抗：取出一抗孵育液中的条带，TBST 洗溶液 3 遍，每次 10min，随后孵育对应二抗 1h。

（22）曝光：取出二抗孵育液中的条带，TBST 溶液洗 3 遍，每次 10min。ECL 曝光液 A 液：B 液=1：1 混匀。将条带浸润于曝光工作液，上机曝光条带（短曝光 10s/张，长曝光 30s/张）。

2. 注意事项

（1）膜与胶之间不能有气泡，否则出现条带部分缺少。

（2）二抗应清洗干净，否则曝光时背景过深。

增强化学发光（enhanced chemiluminescence，ECL）液由 A 液（鲁米诺试剂）和 B 液（过氧化物试剂）组成，是用于检测免疫印迹过程中 HRP 标记抗体的化学发光底物。

（五）免疫共沉淀

免疫共沉淀（co-immunoprecipitation，CoIP）是研究细胞内蛋白质相互作用的经典方法，利用抗体从样品中捕获靶蛋白及其互作蛋白或复合体，能特异性富集所研究目的蛋白。在非变性条件下裂解细胞时，细胞内许多相互结合的蛋白质复合物被完整保留。若使用蛋白质 X 的抗体进行免疫共沉淀，那么与 X 在体内结合的蛋白质 Y 也能沉淀下来，然后使用蛋白 A/G 琼脂糖珠（protein A/G agarose bead）孵育吸附抗原，捕获蛋白或复合体。蛋白 A（protein A）来源于金黄色葡萄球菌的胞壁蛋白，作为亲和配基被偶联到琼脂糖基质上，可以特异性结合样品中的抗体分子，而使其他杂蛋白流穿，具有极高的选择性。蛋白 G（protein G）是从 G 类链球菌中分离出来的胞壁蛋白，分子量为 25kDa。相对于蛋白 A，蛋白 G 对于大多数哺乳动物的 IgG 有着更高的亲和力，尤其是对于 IgG 的亚基，如人 IgG3、小鼠 IgG1 和鼠 IgG2a。因此，蛋白 G 可用于纯化不能与蛋白 A 很好结合的哺乳动物单抗和多抗 IgG。蛋白 A/G（protein A/G）是利用基因工程方法设计的重组蛋白，包含蛋白 A 的 5 个免疫球蛋白结合区域和蛋白 G 的 2 个结合区域，结合能力较单一的蛋白 A 和蛋白 G 有很大提高。

1. 实验步骤

（1）准备试剂：蛋白 A/G 琼脂糖珠，抗体，蛋白酶抑制剂，细胞 IP 裂解缓冲液，SDS 加样缓冲液。

（2）用细胞刮收集细胞，根据细胞总量加入适量细胞 IP 裂解缓冲液（现加蛋白酶抑制剂），冰上裂解 30min，4℃ 12 000×g 离心 15min，转移上清液至新离心管。测蛋白质浓度。

（3）取少量裂解液作为 INPUT 组以备蛋白质印迹分析。先将 1μg 相应的抗体加入剩余细胞裂解液，4℃缓慢摇晃孵育过夜。然后加入 50μL 蛋白 A/G 琼脂糖珠，结合蛋白复合物。

（4）免疫沉淀反应后，4℃ 3000×g 离心 5min，将蛋白 A/G 琼脂糖珠离心至管底；将上清液小心吸去，蛋白 A/G 琼脂糖珠用 1mL 裂解缓冲液洗 3～4 次；最后加入 15μL 的 2×SDS 加样缓冲液，沸水煮 10min。

（5）将蛋白质样品进行 SDS-PAGE 凝胶电泳，随后进行蛋白质印迹法或质谱分析。

2. 注意事项

（1）裂解细胞需采用温和裂解条件，否则容易破坏细胞内蛋白质-蛋白质相互作用，多采用非离子变性剂（NP40 或 Triton X-100）。不同细胞裂解条件不一样，需经过前期实验摸索或他人经验来确定裂解条件。一般不建议使用高浓度的变性剂（0.2%SDS）。细胞裂解液中要加多种蛋白酶抑制剂。

（2）在免疫共沉淀实验中要保证实验结果的真实性，应注意以下几点：①确保共沉淀蛋白是由所加入的抗体沉淀得到的，而并非外源非特异蛋白，使用单克隆抗体有助于避免污染发生；②要确保抗体特异性，即在不表达抗原的细胞裂解液中添加抗体后不会引起共沉淀；③为了确定蛋白质间的相互作用是发生在细胞内，而不是由于细胞溶解而产生的，需要进行蛋白质定位分析。

（3）注意抗体轻链、重链的影响，可用轻链特异性二抗或重链特异性二抗排除重链或轻链的影响。

（六）免疫组织化学技术

免疫组织化学技术简称免疫组化技术，是依赖抗原-抗体反应的染色技术。免疫组化技术可在细胞涂片或组织切片上原位显示抗原的分布和含量，是科学研究中重要实验技术之一。其中应用最广泛的是免疫酶组织化学技术，即用酶标记特异性第一抗体（一抗）或连接抗体（二抗），通过酶催化显色剂使抗原抗体复合物显色，从而在细胞涂片或组织切片上原位检测抗原。

免疫组化技术的主要特点是高特异性和高敏感性。由于商品化抗体可特异性识别抗原，因此基于抗原-抗体反应的免疫组化技术具备高特异性特点。而高敏感性依赖于不同的检测方法，可将抗原抗体结合反应特异性放大，增加敏感性，最常用的放大技术就是抗生物素蛋白-生物素技术。除此之外，免疫组化技术还具有其他优点，如不需要特殊显微镜、定位准确、对比度好、染色标本可长期保存、可用苏木精等染料复染等。

免疫组化技术可用于组织石蜡切片、冷冻切片及细胞涂片检测。石蜡切片组织形态结构好，定位清晰，但组织抗原在组织固定、脱水、包埋等过程中容易被破坏，免疫活性降低。因此，石蜡切片组织抗原应该低温保存，尽可能保存组织抗原的免疫活性。冷冻切片组织抗原可得到较好保存，但形态结构差，定位不清晰。可根据需求选择标本类型，下面介绍最常使用的石蜡切片相应操作。

1. 染色步骤

（1）制备石蜡切片

1）组织固定：用适宜的化学试剂处理新鲜组织或细胞，使蛋白质凝固、沉淀，并尽量保持组织细胞的原有形态结构和各种物质成分，这一过程称为组织固定。使用最为广泛的固定液为福尔马林（10%甲醛溶液）。

2）组织脱水：通过一些能与水互溶的试剂浸泡组织，将组织中水分逐步置换出来，使组织完全脱水，称为组织脱水。组织脱水的目的是为后续组织浸蜡步骤作准备，因为水与石蜡不混溶，因此必须将组织中水分清除干净，组织才能被石蜡浸透。最常用脱水步骤为低浓度到高浓度的乙醇溶液依次处理组织，例如，70%乙醇浸泡，然后用 80%乙醇浸泡，再经过 2 次 95%乙醇浸泡，最后 2 次无水乙醇浸泡，就可完全脱去组织中水分。

3）组织透明：使用能与脱水剂和石蜡都互溶的试剂，将脱水剂置换出来，此时组织呈半透明状，这一过程称为组织透明，最常用透明剂为二甲苯。

4）组织浸蜡和石蜡包埋：都是为了将组织包于具有一定硬度的介质中，便于将组织切成薄片。最常用的包埋剂是石蜡，将石蜡熔化，浸泡组织 2～4h，以保证石蜡浸透组织。然后将石蜡浸透的组织块放入包埋模具中（注意将组织最大面或有病灶的面朝下），并注入熔化的石蜡，待石蜡凝固，脱出蜡块。

5）组织切片：石蜡切片的组织厚度为 3～4μm。若一个组织蜡块要做多种抗体染色，可进行连续切片，尽量使每张切片上的细胞成分相同。

（2）染色

1）脱蜡至水：本步骤与石蜡切片制备中的脱水（乙醇）-透明（二甲苯）的步骤完全相反。为将组织中石蜡置换出来，先使用二甲苯浸泡脱蜡，然后依次使用从高浓度到低浓度的乙醇将二甲苯置换出来，最后用蒸馏水浸泡。

2）抗原修复：甲醛固定过程会导致组织中抗原与甲醛产生交联，封闭抗原决定簇，影响抗原抗体的结合，从而影响免疫组化染色结果。因此在染色之前进行抗原修复，使抗原暴露，可显著提高抗原检出率。常用抗原修复方法主要有酶消化法和热处理法。其中热处理法更为常用，包括一般加热、微波炉加热和高压锅加热。抗原修复缓冲液一般使用 0.01mol/L pH 6.0 的柠檬酸钠缓冲液。将切片完全浸泡在抗原修复缓冲液中，微波炉最大功率加热 10min 或高压锅加热至减压阀喷气，喷气 2min 停止加热，待自然冷却。

3）血清封闭：在染色时，组织中带电荷的结缔组织容易吸附抗体，造成非特异性背景染色。为减轻非特异性吸附作用，我们通常会先使用正常的非免疫动物血清孵育切片，血清中蛋白质被组织中的非特异性位点吸附，起到封闭非特异性位点的作用，可显著减少非特异性染色。需要注意的是，封闭结束后，直接甩去血清即可，不用 PBS 洗，以免血清蛋白与组织的结合被 PBS 洗脱。

4）抗体孵育与显色：用于免疫组化染色的抗体分为带有酶标记的一抗和普通一抗，带有酶标记的一抗与组织孵育之后可直接进行显色，普通一抗与组织孵育后，还须与一抗种属对应的带有酶标记的二抗孵育，才能进行显色。最常用的显色方法是辣根过氧化物酶（horseradish peroxidase，HRP）催化的3,3′-二氨基联苯胺四盐酸盐（3,3′-diaminobenzidine tetrahydrochloride，DAB）显色，阳性呈现为棕色。

5）背景复染、脱水透明与封片：为了将组织细胞结构显示出来，需使用染料进行背景复染，使免疫组化染色结果定位更为清晰。复染试剂应根据显色剂显色不同来进行选择。最常用的 DAB 显色为棕色，复染试剂苏木精复染细胞核呈蓝色。常规脱水透明，同制备石蜡切片中的步骤一致。DAB 显色产生的有色沉淀比较稳定，经过常规脱水透明后，直接用中性树胶封片，可长期保存。

2. 结果观察 观察阳性对照、阴性对照结果是否正常，以判断染色结果是否可靠。若染色结果为阴性，要考虑是否为组织中抗原遭到破坏所致。观察结果应注意阳性结果在细胞内定位，比如核蛋白应该定位于细胞核，其他部位阳性反应均为非特异性染色。在组织周边、刀痕、褶皱处的阳性，绝大部分为非特异性染色。血管内红细胞的 DAB 阳性反应可能源于内源性过氧化物酶的干扰，同时纤维结缔组织也常出现大片非特异性染色。

3. 具体实验步骤

1）二甲苯室温浸泡 5～10min（重复两次）。

2）95%乙醇室温浸泡 3～5min（重复两次）。

3）80%乙醇室温浸泡 1～2min。

4）蒸馏水室温浸泡 1～2min。

5）高压锅加热 0.01mol/L pH 6.0 柠檬酸钠缓冲液，至溶液沸腾，没入切片，继续加热至减压阀喷气，开始计时 90～120s，断火待自然冷却。

6）蒸馏水洗 3～5min。

7）血清封闭 1h，甩去血清。

8）一抗工作液室温孵育 1～2h，或 4℃过夜（约 16h）。

9）PBS 洗 5min，重复 3 次。

10）酶标记的鼠/兔/羊二抗工作液（种族与一抗对应），室温孵育 1 小时。

11）PBS 洗 5min，重复 3 次。

12）DAB-H_2O_2 显色 1～5min，蒸馏水洗终止显色。

13）苏木精复染液染色 3～5min，蒸馏水洗 5～10min。

14）80%乙醇室温浸泡 2min。

15）95%乙醇室温浸泡 2min。

16）100%乙醇室温浸泡 5min（重复两次）。

17）二甲苯室温浸泡 5min（重复两次）。

18）中性树胶封片。

19）镜下观察。

4. 注意事项

（1）设置阳性和阴性对照，验证抗体及检测系统的稳定性、可靠性和操作步骤是否正确。

（2）染色过程中，注意保持切片湿润，否则会增加背景色或导致染色失败。

（3）加抗体前，尽量甩干 PBS，避免抗体被稀释。

（4）血清封闭后，直接加一抗，避免血清蛋白与组织的结合被 PBS 洗脱。

（七）免疫荧光技术

免疫荧光技术与免疫组化技术非常类似，也是利用免疫学反应在细胞涂片或组织切片上原位显示抗原分布和含量的染色技术。两种方法区别在于：①免疫荧光技术使用的抗体标志物是荧光素不是酶，因此须用荧光显微镜观察结果；②免疫荧光技术对于多蛋白的多标记共定位检测更有优势。

1. 染色步骤　一直到抗体孵育前的步骤，免疫荧光与免疫组化染色类似。用于免疫荧光染色的抗体分为带有荧光标记的一抗和普通一抗，用带有荧光标记的抗体孵育组织及之后步骤中均需避光。为将组织细胞结构显示出来，通常使用 4′,6-二脒基-2-苯基吲哚（4′,6-diamidino-2-phenylindole，DAPI）进行细胞核染色。切片染色之后无须脱水透明，可直接用缓冲甘油封片剂封片。封片完成后应及时观察，否则荧光会逐渐淬灭，若不能立即观察，应将切片 4℃避光保存。

2. 试剂准备　缓冲甘油封片剂的配制：

（1）配制 0.5mol/L 碳酸盐缓冲液（pH 9.0）：水 100mL，碳酸钠 0.53g，碳酸氢钠 3.78g，用 1mol/L HCl 或 1mol/L NaOH

调 pH 至 9.0。

（2）0.5mol/L 碳酸盐缓冲液（pH 9.0）将甘油稀释 10 倍即可用于封片。

3. 具体实验步骤

（1）二甲苯室温浸泡 5～10min（重复两次）。

（2）95%乙醇室温浸泡 3～5min（重复两次）。

（3）80%乙醇室温浸泡 1～2min。

（4）蒸馏水室温浸泡 1～2min。

（5）高压锅加热 0.01mol/L pH 6.0 柠檬酸钠缓冲液，至溶液沸腾，没入切片，继续加热至减压阀喷气，开始计时 90～120s，断火待自然冷却。

（6）蒸馏水洗 3～5min。

（7）血清封闭 1h，甩去血清。

（8）一抗工作液室温孵育 1～2h，或 4℃过夜（约 16h）。

（9）PBS 洗 5min，重复 3 次。

（10）荧光标记的鼠/兔/羊二抗工作液（种族与一抗对应），室温避光孵育 1h。

（11）PBS 洗 5min，重复 3 次。

（12）DAPI 工作液室温染色 10min。

（13）PBS 洗 5min，重复 3 次。

（14）晾干并用缓冲甘油封片剂进行封片。

（15）荧光显微镜下观察。

4. 注意事项 免疫荧光质量控制与免疫组化基本相同。此外，免疫荧光染色完成后放置时间过长会导致荧光逐渐衰减，且光源照射会加快荧光淬灭。因此染色完成后，应该尽快观察结果。若无法立即观察，应避光 4℃保存切片。观察时应避免长时间观察同一标本。可选用一些商品化的抗荧光衰减封片剂以延缓荧光淬灭。

（八）酶联免疫吸附试验

酶联免疫吸附试验（enzyme linked immunosorbent assay，ELISA）是一种酶标固相免疫测定技术，不仅成为科学研究中非常简便、应用广泛的研究方法，且广泛应用于各种生物活性物质及标志物的临床检测。酶联免疫吸附试验基本原理如下：①在不破坏抗原或抗体免疫活性的情况下，将其结合到固相载体表面；②使抗原或抗体与酶结合形成酶标抗原或抗体，并同时保留其免疫活性和酶活性；③检测时将含待测抗原或抗体的待检样品和酶标抗原或抗体按一定顺序与固相抗原或抗体反应形成免疫复合物，然后通过洗涤将固相载体上形成的复合物与其他物质分开，免疫复合物上标记的酶量与标本中的待测物质的量成正比，加入底物之后，经过酶催化的显色反应可确定待测抗原或抗体的含量。酶促反应的高效，放大了反应效果，从而大大增加 ELISA 的灵敏度。

1. 方法类型

（1）双抗体夹心法：是检测抗原最常用的 ELISA 方法。当待检抗原中含有至少两个抗原决定簇时，才适用本方法，因而不能用于小分子半抗原的检测。用连接在固相载体上的抗体 A 和酶标抗体 B 分别与待检抗原上的两个抗原决定簇结合，形成固相抗体 A-抗原-酶标抗体 B 免疫夹心复合物。由于固相抗体 A 和酶标抗体 B 的量相对于待测抗原来说是过量的，因此待检抗原的含量与夹心复合物的形成量及夹心复合物中的酶作用于底物后生成的有色物质量成正比。通过检测生成的有色物质吸光度值，就可确定待测抗原含量。最常用的是辣根过氧化物酶（HRP）催化四甲基联苯胺（TMB）产生蓝色产物，加入硫酸终止反应可转变为黄色，产物颜色深浅与 HRP 活性成正比（图 6-2）。

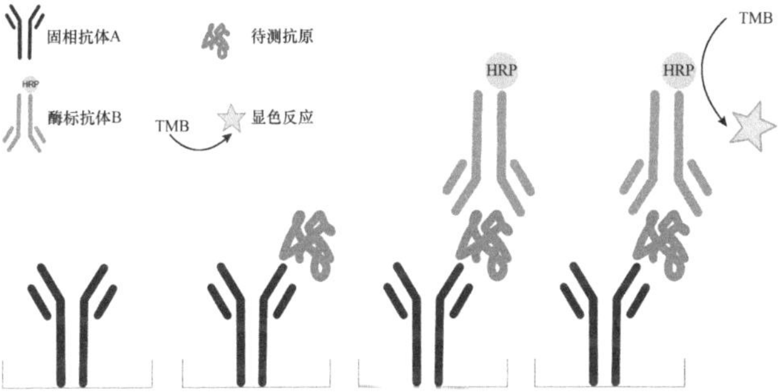

图 6-2 双抗体夹心法原理示意图

注意事项：应用双抗体夹心法检测抗原时，应注意若使用一步法（即同时加入待测抗原和酶标抗体 B 时），若待测抗原浓度过高，过量的抗原可分别与固相抗体 A 和酶标抗体 B 结合，而减少夹心复合物的产生，显色降低，严重时甚至会导致假阴性结果。处理办法：①换用两步法，先加含有待测抗原的样品，充分清洗后再加酶标抗体 B 进行检测；②适当稀释样品，保证固相抗体 A 和酶标抗体 B 的量相对于待测抗原来说是过量的。

（2）间接法：是测定抗体最常用的方法。将抗原连接在固相载体上，样品中待测抗体与固相抗原结合成固相免疫复合物，再用酶标记的针对受检抗体的二抗（如羊抗人 IgG 抗体）与固相免疫复合物中的抗体相结合，形成固相抗原-抗体-酶标二抗复合物，加底物后，复合物中酶作用于底物后生成有色物质，通过测定有色物质显色程度，确定待测抗体含量（图 6-3）。

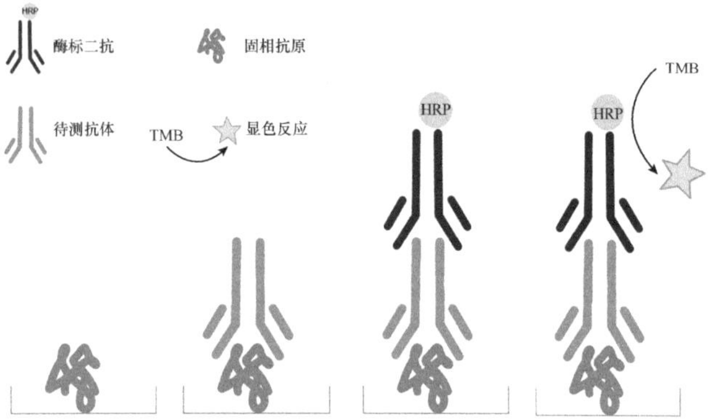

图 6-3　间接法原理示意图

（3）竞争法：主要用于小分子抗原检测。大分子抗原由于具备 2 个以上抗原决定簇，多采用双抗体夹心法检测，而小分子抗原只有一个抗原决定簇，或因为空间位阻关系只能结合一个抗体，因此只能采用竞争法检测。基本原理如下：固相载体上包被待测小分子的特异性抗体，然后同时加入含待测小分子样品和酶标记小分子，使待测样品中小分子和酶标记小分子竞争性结合固相载体上的特异性抗体，孵育一段时间之后洗涤，加入底物显色。

竞争法要求：①酶标记小分子与样品中的非标记小分子对固相抗体亲和力相同；②反应体系中，固相抗体和酶标抗原是固定限量，且固相抗体的结合位点少于酶标记小分子与待测小分子的数量之和，保证酶标记小分子与待测小分子同时竞争有限的抗体结合位点。如此，固相载体上的免疫复合物中酶标抗原的量（酶活性）与待测小分子的浓度成反比（图 6-4）。

（4）捕获法：主要用于检测血清中某种抗体亚型成分，

如 HBcAb-IgM。在固相载体上包被针对 IgM 的第二抗体，用以结合（“捕获”）样品中所有特异或非特异 IgM 抗体，通过洗涤清除 IgG 等其他物质，然后加入特异抗原与待测 IgM 抗体结合；再加入抗原特异的酶标抗体，最后形成固相二抗-IgM-抗原-酶标抗体复合物，待测 IgM 抗体含量与复合物的形成量及复合物中的酶作用于底物后生成的有色物质量成正比（图 6-5）。

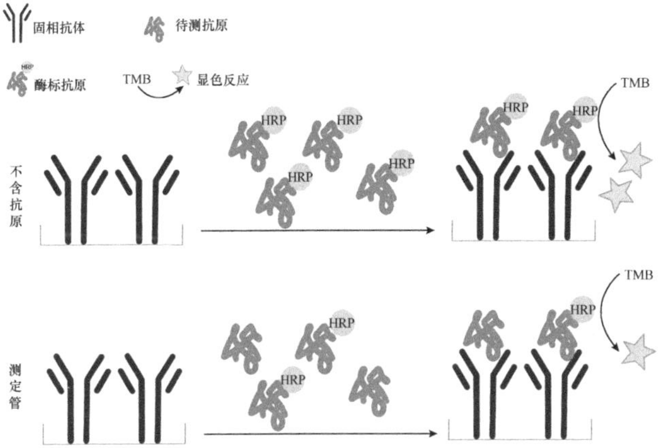

图 6-4　竞争法原理

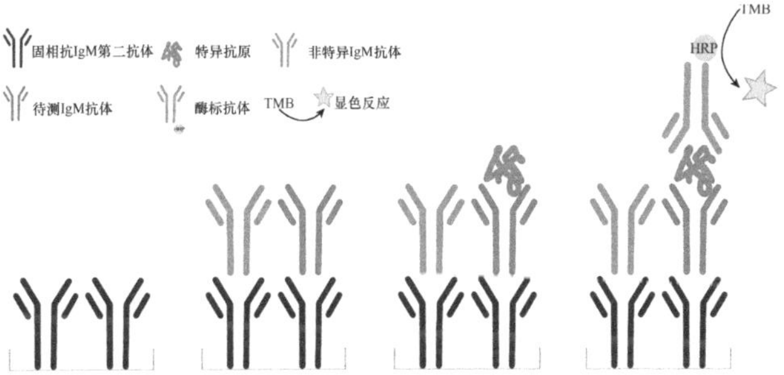

图 6-5　捕获法原理

2. 实验步骤　下文以双抗体夹心法为例，阐明具体检测步骤：

（1）准备工作：将试剂盒从冰箱取出，平衡至室温，取出所需微孔板，然后将剩余微孔板使用自封袋封存，并放回 4℃冰箱；将浓缩洗涤液充分摇匀，然后按说明书稀释；将微孔条固定在支架上，根据需要做好标记。

（2）加样品：在对应孔中分别加入阴性对照血清、阳性对照血清、不同浓度标准品和待测血清样品 50μL。

（3）加酶标抗体：分别在每孔中加入酶标记抗体 50μL，并轻拍混匀。

（4）孵育：室温下在摇床上以约 500r/min 的转速孵育 2h。如有需要，可用封板膜覆盖微孔板。

（5）洗涤：小心撕掉封板膜，然后将微孔内的液体甩干，并且拍干，加入 400μL 稀释后的洗涤液洗涤。重复洗涤 5 次。最后一次洗涤后，将微孔板尽量拍干，以清除剩余的洗涤液。

（6）显色：每孔分别加入 50μL 底物 A 和底物 B 并混匀，然后置于 37℃避光孵育 15min。

（7）终止：加入终止液 50μL 并混匀。

（8）测定：30min 内用酶标仪测定 450nm 处的吸光度值并分析结果。

（九）流式细胞术

1. 流式细胞术的概念及基本原理 流式细胞术是一种可同时对快速流动状态中的单个颗粒（通常是细胞）进行多参数的快速定量分析，且对特定群体加以分选的技术。流式细胞术的基本原理就是一束激光照射到液流，液流中悬浮的细胞或微粒能使激光束发生散射，产生直线方向上的前向散射光和垂直方向上的侧向散射光，同时细胞或微粒上标记的荧光素被激发也可产生荧光从而被接收器接收，根据不同信号的强弱反映细胞或微粒的特征。

流式细胞仪主要分为 4 个系统，分别是液流系统、光路系统、检测分析系统和分选系统。

（1）液流系统：由液流室和液流驱动系统组成，被测样品在液流室中与激光相交，液流室中充满了鞘液，能将样品流环绕，确保样品流不脱离液流的轴线方向，并且每个细胞受激光照射时间相等，以保证得到准确的细胞荧光信息。样品流和鞘液流之间相互独立，是层流关系，它们的驱动是液流驱动系统通过加正压的方式实现的，其中加在鞘液流的压力是恒定的，因此整个系统中流速是恒定的，操作者可通过调节加在样品流的压力来调节样品正压和鞘液正压的压力差（一般情况下，样品正压高于鞘液正压），两者压力差越大，样品流越宽，细胞间距越短，单位时间内通过激光区的细胞数就越多，上样速度就越快。

（2）光路系统：包括激光光源、光收集系统和光电倍增管。激光光源提供单波长、高稳定性和高强度的激光。激光照射到细胞，产生散射光或荧光，光收集系统将检测过程中产生的光信号引导至检测器，光电倍增管可将光信号转换成电信号并放大。

（3）检测分析系统：能将细胞不同的光信号汇总分析。这些不同的光信号被不同的光电倍增管收集转换并放大形成不同的通道。这些光信号根据性质不同可分为散射光信号和荧光信号，散射光信号分为前向散射（forward scatter，FSC）和侧向散射（side scatter，SSC）。FSC 和 SSC 都可以检测高度（height，*H*）和宽度（weight，*W*），两者的乘积变成面积（area，*A*），例如 FSC-*H* 和 FSC-*W* 的乘积得到了 FSC-*A*。FSC 的信号强弱与细胞体积大小成正比，SSC 与细胞内精细结构和颗粒信息有关，这两种信号来源于激光，其波长与激光相同。荧光信号需先将细胞标记上荧光染料，荧光染料受到激光束激发后才会产生荧光，其波长大于激光波长。由于不同荧光染料受到激发会产生不同波长和颜色的荧光，因此选择不同染料就可对同一个细胞同时进行多参数分析。

（4）分选系统：含分选系统的流式细胞仪，其液流室多了一个高速振荡器。由于振荡的原因，鞘液与样品混合形成液流，液流上部是连续的液滴，用于分析液滴内细胞是否为目标细胞，用于判断是否分选该细胞，下部是独立液滴。若该液滴是目标细胞，需被分选，则在此处对该液滴施加电流，形成带有电荷的独立液滴，在电场中发生偏转从而实现分选。若该液滴不是目标细胞，无须分选，则不会被施加电流，也就不会发生偏转，直接进入废液收集系统。通过对独立液滴施加不同电量的正负电荷，从而实现多路分选。

2. 实验步骤

（1）单细胞悬液的制备

1）骨髓液、胸腔积液、腹水、脑脊液及悬浮细胞等样本的单细胞悬液的制备最简单，这些样本都是天然的单细胞悬液，直接将样品离心收集沉淀，然后 PBS 重悬沉淀并过滤即可。

2）外周血淋巴细胞样品的制备：检测包含粒细胞在内的

外周血白细胞：外周血离心收集细胞，用红细胞裂解液裂解红细胞，然后离心去除红细胞碎片，最后 PBS 重悬即可。

检测外周血单个核细胞（PBMC）：Ficoll 密度梯度离心法，步骤同第四章。

3）贴壁细胞样品的制备：用 0.25%胰酶消化，然后过滤、调整细胞数，PBS 重悬。

4）新鲜实体组织单细胞悬液制备

A. 胸腺、脾脏和淋巴结等免疫器官常用机械法获得单细胞悬液。将这些脏器分离出来，放入 200 目钢网轻轻研磨，至只剩脏器的结缔组织为止。加入适量 PBS 冲洗不锈钢网，收集不锈钢网下方平皿中的细胞悬液进行离心。离心后收集沉淀，裂解红细胞，然后再次离心，收集沉淀，最后用 PBS 重悬即可。

B. 肝脏、肺脏和肿瘤等实体组织的单细胞样品制备

a. 机械法：获得实体组织后，用剪刀或解剖刀剪碎成小块。将剪碎的组织块放入组织研磨器或匀浆器中，加入适量 PBS 进行研磨，以制备匀浆。收集匀浆，并用 PBS 再次冲洗组织研磨器或匀浆器，收集洗液与匀浆混合。将混合后的组织匀浆经尼龙网或不锈钢网过滤，以去除团聚的组织块。离心过滤后的匀浆液收集沉淀，然后经红细胞裂解液裂解沉淀中的红细胞。再次离心收集沉淀（去除红细胞碎片），然后 PBS 重悬即可。

b. 酶处理法：将实体组织剪碎成小块，用 PBS 重悬组织块，并加入酶消化液（酶消化液：0.1μg/mL 脱氧核糖核酸酶，500μg/mL 胶原酶，100μg/mL 透明质酸酶配制于 RPMI 1640 培养基中）。37℃恒温摇床 50～100r/min 孵育 0.5～2h（视组织而定）。用预冷的 PBS 终止消化，并收集细胞。后经尼龙网或不锈钢网过滤，去除组织团块，离心后收集沉淀，裂解红细胞，然后再次离心，收集沉淀，最后加 PBS 重悬即可。

（2）荧光标记

1）使用牛鲍计数板对细胞悬液进行计数，并调整细胞悬液至合适浓度。

2）按照说明书的推荐用量加入荧光素标记抗体或对照抗体，混匀后避光孵育 45min。

3）加入流式染色缓冲液（或含 1%BSA 的 PBS）重悬细胞，300×*g* 离心 5min，然后弃上清液。

4）加入 200μL 流式染色缓冲液（或含 1%BSA 的 PBS）

重悬细胞，用流式细胞仪进行检测和分析。若当天不能分析，可用流式染色缓冲液配制的 2%多聚甲醛固定，避光 4℃保存。

（3）对照设置

1）空白对照：不进行任何荧光染色的对照管，用于区分细胞自发荧光和辅助进行补偿调节及电压调节。

2）同型对照：荧光抗体对应的相同种属来源、相同亚型且没有特定靶标的抗体，用来帮助分辨非特异性背景信号产生的假阳性干扰。

3）单染对照：在多荧光染色实验中，其中某一种荧光染色的对照管。当进行多种荧光染色时，不同的荧光素之间可能会有光谱重叠，单染对照可用来调节补偿，去除不同荧光之间光谱重叠带来的干扰。

（4）补偿调节：荧光素的发射波长是正态分布或偏正态分布，并不是完全集中在一个很小的范围。因此不同的荧光素之间的波谱常有重叠现象，需通过调节补偿排除不同荧光之间光谱重叠带来的干扰。下面以 FITC 和 PE 的补偿调节为例进行说明。

1）先根据空白对照管调节电压，使空白对照的细胞群位于 FITC 和 PE 阴性区。

2）理想状态下，FITC 单染管中的细胞只有 FITC 信号，检测不到 PE 信号。但实际上 PE 通道也会出现荧光信号，这部分荧光信号就是 FITC 荧光素漏进 PE 通道的，因此需要调整补偿参数以消除这部分信号，确保 FITC 单染管细胞的 PE 信号被完全抑制，使其与空白对照的水平一致，这标志着 PE 对 FITC 的补偿调节工作已经完成。

3）同理，利用 PE 单染管完成 FITC 对 PE 的补偿调节。设置好上述条件后，即完成补偿调节。

（5）数据显示

1）直方图：*X* 轴代表不同通道的荧光信号或散射光信号的强度，*Y* 轴代表该通道内所出现具有相同光信号特征细胞的频率。

2）双参数散点图：纵轴和横轴分别代表被测量细胞的两个测量参数，根据这两个参数就可确定细胞在图上的表达位置。

3）二维等高图：由类似地图上的等高线组成。等高图上每一条连续曲线上具有相同的细胞相对数或绝对数，即“等高”。曲线层次越高（越里面的线）所代表的细胞数越多。等高线越密集，则表示细胞数变化率越大。

（6）结果分析

1）设门：指在某一张选定参数的直方图上，根据该图的细胞群分布，选定其中想要分析的特定细胞群，并要求该样本所有其他参数组合的直方图只体现这群细胞的分布情况。

2）去粘连：粘连体是指两个或多个细胞粘连在一起的现象。一般希望细胞是单个进入激光照射区被检测的，但在实际实验中，细胞粘连是非常常见的。当粘连体通过激光照射区时，与单个细胞相比，FSC-*H*（脉冲信号的最大值，即前向散射高度）不变，但 FSC-*W*（前向散射宽度）增加两倍，因而 FSC-*A*（前向散射面积）也增加两倍。因此可利用上述特点排除粘连体。具体方法如下：

A. FSC-*A* 与 FSC-*H*：单个细胞通过流式细胞仪激光照射区时，*H* 和 *A* 是成正比增大的，而粘连体通过时，*H* 不变，*A* 增大，因此，对角线上的细胞就是单细胞（图 6-6），对角线下面的细胞可能就是粘连体，可通过圈门排除掉粘连体。

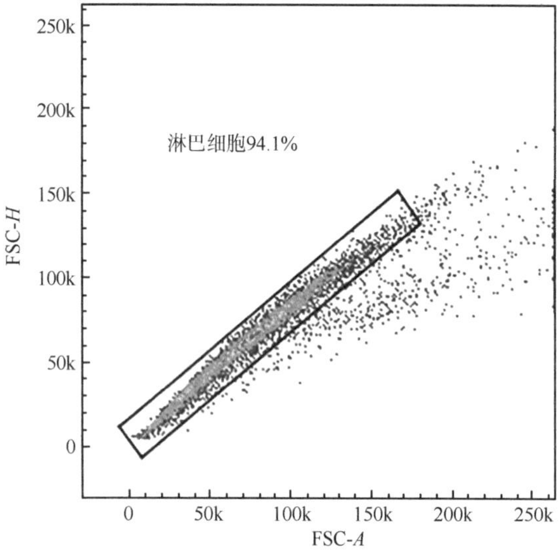

图 6-6　流式细胞术分析：FSC-*A* 与 FSC-*H* 显示的淋巴细胞分布

对角线上 FSC-*H* 和 FSC-*A* 成正比增大的是单细胞，而对角线下方的细胞可能是粘连体

B. FSC-*W* 与 FSC-*H*：单细胞通过流式细胞仪激光照射区时，*H* 和 *W* 是成正比增大的，而粘连体通过时，*H* 不变，*W* 增大，且基本达到两倍的关系。因此，比主细胞群的 FSC-*W* 大的细胞可通过圈门排除掉（图 6-7）。需要注意的是，若检测样本中各种细胞的大小差异较大，此种分析方式可能不太适用。

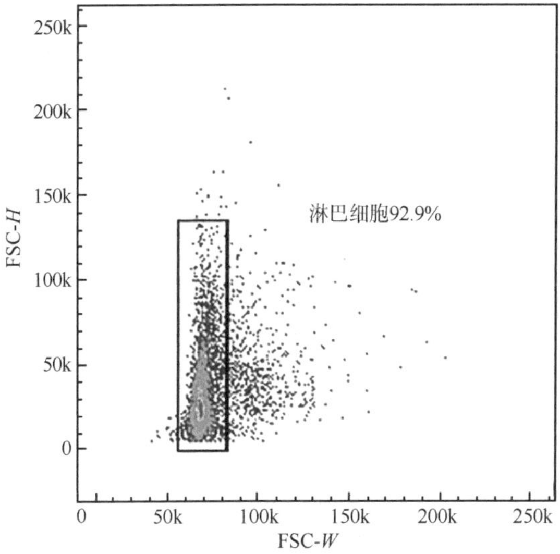

图 6-7　流式细胞术分析：FSC-*W* 与 FSC-*H* 显示的淋巴细胞分布
比主细胞群的 FSC-*W* 大的细胞可能是粘连体

3）流式分析中的死细胞问题

A. 减少样品中死细胞比例的方法：样品制备过程尽量缩短，室温不超过 5h，4℃不超过 10h；机械法制备单细胞时动作轻柔；保证离心效果的前提下，缩短离心时间，降低离心速度。

B. 流式分析中区分死细胞的方法：用荧光染料 7-氨基放线菌素 D（7-AAD）、藻红蛋白 Cy5（PE-Cy5）等标记死细胞；死细胞会产生非特异性荧光，且荧光强度会呈现从低到高的连续性分布，因此，在散点图上，死细胞会呈现连续性的对角线分布。

第七章　实验动物基础操作

一、医学常用实验动物

实验动物的选择是医学科学研究中要优先考虑的问题。因为实验动物选择恰当与否关系到课题质量高低、经费开支多少、研究途径正确与否及实验方法简单与复杂等问题，甚至会影响到课题成败及研究结果的正确性。因此，必须从观念上将实验动物的选择看作科技项目立项查新的文献检索一样，作为医学科研工作中的一个有机组成部分。

目前医学常用实验动物有大鼠、小鼠、豚鼠、家兔、犬、猫、猪、牛、羊、马、羊驼、猕猴、黑猩猩、斑马鱼、涡虫、线虫等。

二、实验伦理概述

动物实验是现代医学、生物学实验技术的必要组成部分。在医学研究中的效果和安全试验都必须用到实验动物，科研人员应尊重实验动物利益和生命，并善待动物，非必要不增加实验个体数量，减少动物痛苦和伤害，结束实验时采用痛苦最少的方法处置动物。

1. 实验设计3R原则　进行动物实验前，需通过伦理审查，动物伦理审查内容主要包括研究者资质、动物的选择、实验目的、方法和条件、动物处死等方面。审查依据的是“3R”原则：Reduction、Replacement、Refinement。Reduction，减少，即尽可能使用较少的动物获得同样多的实验数据。Replacement，代替，是指用其他方法，如细胞实验或计算机模型，来代替动物以达到某一实验目的。Refinement，优化，要求研究人员优化实验程序以减少实验动物的痛苦和不良反应。“3R”原则体现了实验动物科学的发展已经从技术上的精益求精转向人道主义动物管理，更加重视实验动物的福利与动物保护。

2. 实验伦理申请的必要性　科技期刊是科研成果展示的重要载体，在维护和促进科研诚信的过程中发挥着关键作用，若文章未能体现出伦理审查的合规性，期刊可能不予接受。遵守科研伦理不仅是研究人员的重要社会责任，也是科学研究的基本要求。

3. 实验伦理申请的流程　动物实验需获得当地伦理委员会批准，研究人员学习伦理委员会章程后，到医院或学校的伦理委员会申请，经伦理委员会同意并签字，获得伦理审查批准号。涉及动物实验的每篇文章都应该严格遵守在医学研究过程中全部实验动物伦理原则，同时提供批准该动物实验的动物伦理委员会机构名称、项目批准号和批准时间，如本研究项目经XXX大学动物实验伦理委员会批准（批准号：XXX；批准时间：XXX）。

申请动物伦理前，须填写实验动物福利伦理审查申请表，确保申请内容与实验设计相符，并根据实验设计内容如实填写。该申请表应与实验设计计划书一并提交。

三、实验动物饲养

不同实验动物应根据其生活习性和品系特点设计饲养条件，最常用的小鼠饲养条件如下：

1. 设施环境 小鼠的生存临界温度范围为10～37℃。饲养环境最适温度为20～26℃，相对湿度应控制在40%～70%；饲养间氨浓度不超过14mg/m^3。以通风换气来控制饲养间的空气清新，换气频率根据饲养动物种类和饲养密度进行调整，一般控制在每小时10～20次；光照强度以15～20lm/m^{2}为宜，明暗交替为12h/12h；噪声应控制在60dB以下；笼具宜用无毒塑料制成的透明或不透明鼠盒，内外边角均应圆滑无锐口，不锈钢丝编制型笼盖，饮水器为玻璃或塑料瓶，瓶塞上装有可自动吸水的金属或玻璃饮水管。层流柜和独立通风笼具是常用小鼠饲养设备，这些设备通过高效过滤器可保持饲养笼内空气的净化。一般每个小鼠笼具饲养数量不超过5只。

2. 饲料、饮水和垫料 饲料按照生长时期不同，可分为生长料、繁殖料和维持料。成型饲料具一定硬度，以便小鼠磨牙。为保障实验小鼠微生物净化，饲料应用前须消毒灭菌。小鼠饮用水必须进行消毒灭菌处理，一般采用高压锅灭菌。饮用水应定期进行除菌效果监测，监测频率应不低于每月1次。垫料应选用吸湿性好、尘埃少、无异味、无毒性、无油脂的高压灭菌材料。常用垫料有刨花、玉米芯、再生纸等。每周应固定2天添加饲料和饮用水，其他时间可根据情况随时注意添加。垫料更换也不宜太频繁。一般每周更换2次为宜。

3. 巡视 设施内所有小鼠应每日至少巡视一次，观察小鼠精神状况、采食和饮水情况，以及有无疾病症状。外观判断小鼠健康标准是：①食欲旺盛；②眼睛有神，反应敏捷；③体毛光滑，肌肉丰满，活动有力；④身无伤痕，尾不弯曲，天然孔腔无分泌物，无畸形；⑤粪便黑色呈麦粒状。小鼠如呈现疾病症状或行为异常时，应立即向兽医报告。

四、实验动物基本操作技术

（一）抓取与固定（以小鼠为例）

在小鼠情绪平静时，揭开鼠笼盖。通常情况下，使用右手靠近小鼠的尾根部位，捏紧并提起小鼠，将其放在鼠笼盖上。然后，轻轻地向后拉动小鼠的尾巴，当小鼠开始向前爬行时，利用左手的拇指和食指捏住小鼠的颈部皮肤和两只耳朵，再将左手翻转过来，手心向上，将小鼠的身体放在左手的手心中。同时，用左手握住小鼠尾部，利用左手无名指或小指用力夹紧尾根，使小鼠身体保持成一条直线。此种抓取固定方法适用于肌内注射、腹腔注射、灌胃等操作。取鼠尾血或进行尾静脉注射等操作需使用特定的固定装置将小鼠的身体固定，将尾部充分暴露出来。

（二）实验品给予方法

1. 经口途径 口服法可将药物放入饲料或溶于饮水中，直接由小鼠摄取，此方法虽简单方便，但往往剂量不够准确。目前常用灌胃法进行给药。用左手徒手法固定小鼠身体，使其呈垂直或略向后仰的姿势，同时拉直颈部，抬起下巴。右手拿灌胃器，用灌胃针沿着体壁测量嘴角到最后肋骨之间的距离，作为灌胃针插入深度。然后将灌胃针插入嘴角，与食管成一条直线，并轻轻转动针头以刺激小鼠吞咽反应。接着，将灌胃针缓慢地沿着上腭（即咽后）壁插入食管 2～3cm，在通过食管膈肌部位时可能会感到稍有阻力。若动物呼吸正常且无异常挣扎行为，就可注入药液。如遇到明显阻力，应该将灌胃针抽出并重新插入。一次灌注药量为 0.1～0.2mL/10g，不超过 0.4mL/10g。

2. 经皮途径 选取背部一定面积的皮肤，脱毛后，将药液涂在皮肤上，药液经皮肤吸收。

3. 皮内注射 先将注射部位及其周围被毛用弯剪剪去，用医用酒精棉球局部消毒。然后用左手将皮肤捏成皱襞，右手持注射器，使针头与皮肤成 30°刺入皮下，再将针头向上挑起并稍刺入，即可注射。注射后，可见皮肤表面鼓起一个小丘，同时因注射部位局部缺血，皮肤上的毛孔非常明显。小鼠的皮内注射通常选用背部脊柱两侧皮肤。

4. 皮下注射 先用医用酒精棉球消毒需注射部位皮肤，再将皮肤提起，用注射针头穿刺入皮下。一般先沿纵轴方向刺入皮肤，再沿体轴方向将注射针推进 10mm 左右。若左右摆动针尖很容易，则表明已刺入皮下。然后轻轻抽吸，如无回流物即可缓缓注射药液。注射后，缓慢拔出注射针，稍微用手指压一下针刺部位，以防药液外漏。小鼠皮下注射通常选用颈背部皮肤。

5. 肌内注射 将注射部位被毛剪去，医用酒精棉球消毒后，右手持注射器，使注射针与肌肉成 60°，刺入肌肉中。注射药液之前，要先回抽针栓，如无回血则可注入药液。因小鼠肌肉较少，一般不做肌内注射。如实验必须做肌内注射时，选小鼠一侧后肢大腿外侧行肌内注射。

6. 静脉注射 小鼠一般采用尾静脉注射法。小鼠尾部血管在背侧、腹侧及左右两侧均有集中分布，每侧均有数对伴行动脉、静脉组成的血管丛。在这些血管中有 3 根比较粗大，即腹侧动脉和两侧静脉。两侧尾静脉比较容易固定。操作时，先将动物固定在固定器内或扣在烧杯中，使尾巴外露，尾部用 45～50℃温水浸泡半分钟或用医用酒精棉球擦拭使血管扩张，并可使表皮角质软化，然后将尾部向左或向右捻转 90°，使一侧尾静脉朝上，以左手拇指和食指捏住鼠尾，使静脉充盈，用中指和无名指从下面托起尾巴，右手持注射器，使针头与静脉小于 30°，从尾下 1/4 处（距尾尖 2～3cm）进针，刺入后先缓注少量药液，如无阻力，血管在瞬间变白，表示针头已进入静脉，可继续注入。一次注射量不超过 0.25mL/10g。注射完毕后把尾巴向注射侧弯曲以止血，或用消毒棉球压迫止血。如需反复注射，应尽可能从尾巴末端开始，之后向尾根部方向移动注射。

7. 腹腔注射 左手徒手法固定小鼠，用左手拇指和食指紧紧抓住颈背部两耳之间松弛皮肤，手掌成杯状握住鼠背，使得腹部皮肤伸展，同时用小指压住尾根。注射时，应使动物头部略低，腹部抬高，操作者右手将注射器针头刺入。进针部位是距离下腹部腹中线稍向左或向右 1cm 的位置。针头先到达皮下，继续向前进针 3～5mm，再以 45°刺入腹肌，针尖通过腹肌后有突破感，抵抗力消失，回抽无血。固定针尖，缓缓注入药液。小鼠一次注射量不超过 0.2mL/10g。

8. 脑内注射 将小鼠额部消毒。操作者用左手拇指及食指抓住鼠两耳和头皮并固定好动物，右手用套有塑料管、针尖露出 2mm 长的 5 号针头，直接由额部正中刺入脑内注射。

（三）麻醉与镇痛

麻醉小鼠常用吸入麻醉的方法，吸入麻醉药物常见的有安氟醚、异氟烷、乙醚等。小鼠吸入麻醉需在通风柜内进行，将含有吸入麻醉剂的棉球或纱布放入麻醉箱内，也可用小型干燥器或用塑料薄膜封口的大烧杯代替麻醉箱，将小鼠放入麻醉箱，观察小鼠的行为。开始时动物出现兴奋，继而出现抑制，自行倒下。当小鼠角膜反射迟钝、肌肉紧张度降低时，即可取出动物进行实验。小鼠吸入麻醉维持时间较短，常用于采血等操作。也可使用注射药物的方式进行麻醉，常用药物包括戊巴比妥、氯胺酮等。

（四）样品收集

1. 血液采集 ①尾尖采血：用刀片划破或用针刺破尾部静脉血管，会有血滴出，用于少量采血。反复多次采血应从尾尖部开始。②眶静脉窦采血：小鼠麻醉后侧卧位固定于实验台上，左手拇、食两指从背部较紧地握住小鼠的颈部（应防止动物窒息）。取血时，左手拇指及食指轻轻压迫动物颈部两侧，使头部静脉血液回流困难，眼球充分外突，眶静脉丛充血。右手持针头刺破眼球结膜，会有血液流出，用采血管采血。采血后用消毒纱布压迫眼球 30s。采血部位经 3～7 天即可恢复。若反复采血，可左右眼交替使用。③腹主动脉采血：小鼠麻醉后，仰卧于实验台上，剖开腹腔，移开腹部脏器，暴露附于后腹壁的腹主动脉，以注射器向心方向刺入抽取血液。此法常用于实验结束时，采血量较大。

2. 粪便采集 采集粪便标本方法，因检查目的不同而有差别。通常是采集自然排出粪便。小鼠可用肛拭子采集粪便，将灭菌棉签用灭菌生理盐水或培养液稍微浸湿后，轻轻插入动物肛门深处 3～4cm，缓缓转后取出，棉签上即沾有粪样。

3. 尿液采集 将小鼠放在特制代谢笼内饲养，动物排便时，可通过笼子底部大小便分离漏斗，将尿液与粪便分开，从而达到采集尿液的目的。此外，小鼠在抓取或操作等应激状态会有几滴尿液排出，可用于微量样本采集。

4. 精液采集 可收集雄性与雌性动物交配后 4～24h 雌性动物生殖道内的阴道栓，进行涂片染色以观察凝固的精液。也可采用附睾内采精法。由于附睾内储存有大量精子，故可从性成熟雄性小鼠附睾中直接采集精液。将性成熟的雄性小鼠用颈椎脱臼法处死，立即摘出睾丸和附睾，在灭菌滤纸上去除血液和脂肪组织，然后用剪刀剪开附睾尾，取出精子团。整个附睾中，只有附睾尾中才有成熟精子，故欲采集成熟精子，必须从附睾尾采集。

（五）脱毛处理

先麻醉小鼠，使用小动物电动剃毛器或小剪刀去除小鼠皮肤长毛，再涂抹脱毛膏静置 3～5min，用医用酒精棉球轻柔擦拭脱毛膏涂抹部位，使皮肤裸露。

五、小鼠脏器、组织的分离保存

1. 简要评估动物状态。观察并记录呼吸模式、走动能力和步态。

2. 准备必要的实验用品，根据标准操作流程对动物实施安乐死，将小鼠以仰卧位放在干净解剖板或工作台上。

3. 使用剪刀，从肛门到下巴切开皮肤并切开腹壁，暴露腹部脏器（肠道、肝脏、肾脏和脾脏等），在胸腔两侧横向上方切两个切口，然后在胸骨顶部横向切开胸腔，打开足够宽的空间，检查肺左右肺叶。用剪刀和镊子去除覆盖在颅骨上的皮肤和肌肉，将头部取下，用眼科剪从底部插入枕骨，并沿颅骨中线向上切割，颠倒头骨，用弯眼科镊，沿着大脑的外缘和大脑下方滑动，剔除多余组织和神经使大脑与头骨分离。

4. 剖检后收集所需脏器，修剪组织去除脂肪和不必要的结缔组织，放入存有适量 10%福尔马林固定液（加入一定比例的磷酸氢二钠、磷酸二氢钠）中以进行组织病理学检查。

六、小鼠病理模型构建

（一）小鼠皮下瘤模型

1. 在细胞注射前 1～2 周购入小鼠，确保其有足够时间适应环境。

2. 根据注射小鼠数量不同准备足够的细胞数量，确保注射当天所有小鼠都有足够的细胞注射。一定要准备多余的细胞，以便在需要时可再注射 4～6 只小鼠。定期检查细胞是否有细菌和支原体感染，确保所用注射细胞中无病原体。

3. 解冻基质胶后，将基质胶及其接触到的所有设备或PBS/基质胶混合物（针头、注射器、移液管头和试管）置于4℃环境中。

4. 肿瘤细胞注射前小鼠准备（注射时间受小鼠数量影响，每只小鼠允许 5min）：对小鼠进行脱毛处理，确保皮下注射区域无毛，以便细胞注射（无胸腺裸鼠不需要）。在整个实验过程中重复这个步骤，使肿瘤及周围部位保持无毛且易观察。确保每只老鼠都能被可靠地识别出来，可用永久性记号笔做尾巴标记，也可剪耳朵或打耳标留下印记。

5. 肿瘤细胞注射前，从消化细胞到注射的经过时间建议不超过 1.5h。使用胰蛋白酶或其他合适的酶制剂，将指数生长阶段的细胞从组织培养瓶或培养皿中分离出来，计数，并将其保存在 100%的不含血清的细胞培养液中，一直置于冰中以保持其活力。

6. 用无菌技术制备 1∶1 的 PBS/基质胶注射液混合物，冷冻保存至需要时，使其保持液体状态。

7. 在无菌锥形聚丙烯管中离心（1500×g，5min），取出并丢弃上清液，将细胞颗粒重悬在适当体积的注射培养基中，使 0.1mL 的体积包含正确的细胞数量，并冷藏保存。若在同一天准备多个不同的肿瘤细胞系进行注射，每一个细胞系都将保持活力，而下一个细胞系则在准备中，使用移液器缓慢地上下移液几次来混匀，以确保均匀的单细胞悬浮液状态；每只小鼠注射时重复此操作。

8. 使用大号针头（如 18 号针头）将细胞吸入注射器，因为这将减少注射过程中剪切力造成的细胞损伤。皮下注射部位为背部、肩胛骨之间、后肢或乳腺脂肪垫，可选择短暂麻醉。

9. 轻柔将小鼠皮肤部位展开（可用医用酒精棉球），以便可看到注射的区域。皮下注射注意确保细胞注射正确：若针头太浅，肿瘤细胞可能被注射入皮肤（皮内注射），若针头太深，肿瘤细胞可能被注射入（或穿过）皮下肌肉层。应使用轻度麻醉，直到操作者熟练掌握这项技术。确保细胞注射（通常为0.1mL）平稳、谨慎，不要匆忙，并在几秒钟内完成。注射完成后将针抽出一部分，使基质胶凝固并使皮肤覆盖针道，然后将针完全取出；在注射肿瘤细胞的部位会形成一个小肿块或肿胀。

10. 注射完成后，将小鼠放入笼子中，观察小鼠 30min，确保每只小鼠恢复正常。

（二）小鼠肿瘤肺转移模型

一般选择 4～6 周龄 BALB/c 或 C57BL/6 小鼠，提前在饲养环境中适应 1 周。将细胞状态调整到对数生长期，经胰酶消化后在无菌锥形聚丙烯管中离心（1500×g，5min）洗涤 2 次，细胞终浓度一般是（1～5）×10^6 个每 200μL（溶剂为等渗的磷酸盐缓冲液，不同的细胞系的接种量略有差别）。尾静脉注射后转移灶形成的周期大概是 2～3 周，乳房脂肪垫注射转移的周期会增加至 3～4 周。

1. 小鼠尾静脉注射操作

（1）小鼠固定：将小鼠尾巴拉直。建议使用小鼠尾静脉专用固定器，小鼠尾巴要拉直。

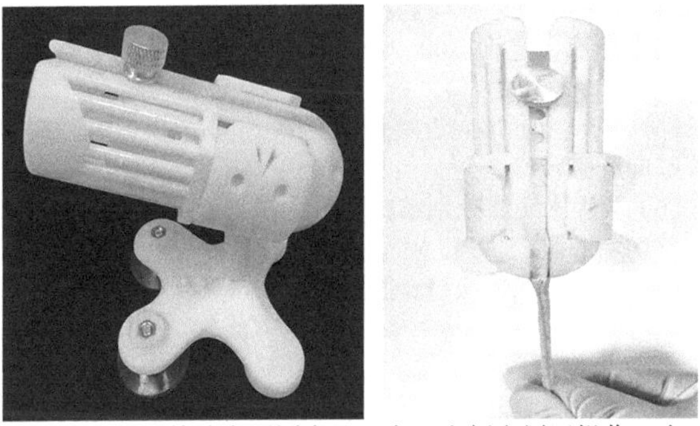

图 7-1　小鼠尾静脉专用固定器（左）和抓取尾巴操作（右）

（2）尾静脉扩张：用医用酒精棉球局部擦拭或水浸泡的方法，使小鼠尾静脉充分扩张，往往还需用手夹紧小鼠尾巴，使血液充盈。多次重复，尾静脉充分扩张是提高成功率的关键步骤。

（3）扎针位置及角度：在尾端 1/4～1/3 处开始进第一针，若失败还能继续往上扎针。以 15°～30°进针，针尖 1/2～2/3 部分刺入皮下后需要一个针头上挑的过程，否则容易刺穿血管。

2. 小鼠乳房脂肪垫注射操作　方法参考“皮下注射”，注意提前查阅文献，确认所选细胞系可从皮下转移到肺部。操作步骤为：用胰岛素注射器吸取 100μL 细胞悬液，沿着右侧肋骨下缘刺入皮下进针，针头扎入小鼠右侧第二对乳腺脂肪垫内，缓慢推出细胞悬液后用镊子顺着针头的方向将注射部位的隆起推成圆球体，压住进针孔道后拔出针头，保持动作 2min 后，将小鼠放入笼子中，观察小鼠 30min，确保每只小鼠恢复正常。

（三）肿瘤肝转移模型

1. 实验材料准备 小鼠，操作台（约 25cm×20cm 木板），胰岛素注射器，细胞悬液，麻醉剂，碘伏，棉签，无菌手术器械（剪刀、镊子、缝合针线等），剃毛器，脱毛膏等。

2. 实验步骤

（1）麻醉小鼠。

（2）先使用小动脉电动剃毛器剃掉皮肤表面长毛，再使用脱毛膏去除剩下短毛。

（3）医用胶带将小鼠四肢固定在木板上，在手术部位涂抹碘伏，用剪刀从右腹部脾中段位置依次剪开皮肤和腹膜。

（4）将脾脏轻轻从腹腔拉出，由脾脏远端进针，将 100μL 肿瘤细胞悬液（建议 100 万～200 万细胞总量）缓缓注入脾脏中。

（5）轻轻由远端向近端按摩脾脏 5min，以促进肿瘤细胞由脾脏向肝脏转移。

（6）取手术缝线分别结扎脾脏远端与近端两侧的血管，随后完整切除脾脏。

（7）手术缝线依次缝合腹膜、皮肤，碘伏消毒伤口，待小鼠逐渐苏醒。

3. 注意事项

（1）切除脾脏前一定要将血管结扎好，未结扎好会导致小鼠失血过多死亡。

（2）环境温度过低时，建议使用加热垫，有助于小鼠苏醒。

（四）肠炎模型

葡聚糖硫酸钠（DSS）诱导小鼠急性溃疡性结肠炎模型。

1. 实验材料准备 DSS，双蒸水，C57 小鼠等。

2. 实验步骤

（1）购买 5～6 周龄 C57 小鼠，饲养 1 周适应环境。

（2）待 C57BL/6 小鼠平均体重长到 20～21g，将小鼠平均分为对照组、DSS 组、其他组，进行后续实验。

（3）在第 0～5 天，除对照组外，用 3% DSS 饲喂小鼠，诱导急性溃疡性结肠炎（按每只小鼠每天消耗 5mL 的水量）。

（4）第 6 天所有小鼠都换成正常饮用水，在第 6、8、10 天给予 PBS 及其他药物组合灌胃治疗。

（5）实验期间每天测量小鼠体重，比较不同处理组小鼠体重变化。观察小鼠大便是否变稀，是否出现便血等症状。

3. 注意事项

（1）对小鼠进行分组并打耳标，耳标数字面朝向小鼠背部，方便后期称重记录。

（2）小鼠灌胃时要注意不可插入小鼠肺部。

（五）AOM/DSS 自发肠癌模型

AOM/DSS 自发肠癌模型与人类溃疡性结肠炎癌变过程极为相似。AOM（氧化偶氮甲烷）是一种甲基化试剂，使 DNA 产生 O6-甲基鸟嘌呤，诱导基因突变损伤，基因突变使细胞过度增殖，形成特异性的大肠肿瘤。

1. 实验材料 DSS、氧化偶氮甲烷（AOM），BALB/c 小鼠（7 周龄，雄性）等。

2. 实验前准备

（1）DSS 配制：使用双蒸水配制浓度 2.5% DSS 溶液，储存在 4℃环境备用。

（2）AOM 配制：使用无菌水溶解 AOM 配制 10mg/mL 的储存液，分装后放到–20℃保存，避免反复冻融。使用之前，融化母液并用无菌生理盐水 1∶10 倍稀释到 1mg/mL。

3. 实验步骤 见图 7-2。

（1）第 1 天称重并标记小鼠，实验组小鼠腹腔注射 AOM（10mg/kg）。

（2）用常规饮用水喂食 1 周。

（3）用 2.5% DSS 溶液替换饮用水喂食 1 周。

（4）用常规饮用水喂食 2 周。

（5）步骤（3）和步骤（4）重复 3 次。

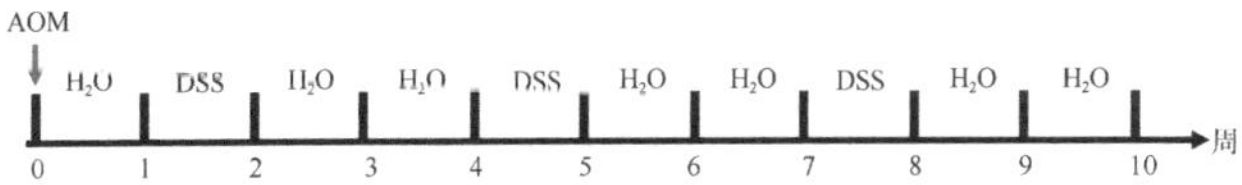

图 7-2 AOM/DSS 结直肠癌造模步骤

（六）脑卒中模型

1. 实验材料准备 C57BL/6 小鼠，显微操作仪，大脑中动脉栓塞（MCAO）专用线栓，手术线，手术剪，显微手术剪等。

2. 实验步骤

（1）麻醉 C57BL/6 小鼠，对小鼠颈部进行脱毛。随后进行固定。

（2）打开小鼠颈部，使用线栓结扎颈内动脉下缘及上缘分支动脉。

（3）从结扎血管中间打开血管，使用线栓从颈内动脉进入，穿过大脑动脉堵塞大脑动脉起始段。

（4）滞留线栓 1h 后拔栓，进行再灌注。

（5）若是实验小鼠出现明显的单边打旋现象，则造模良好（图 7-3）。

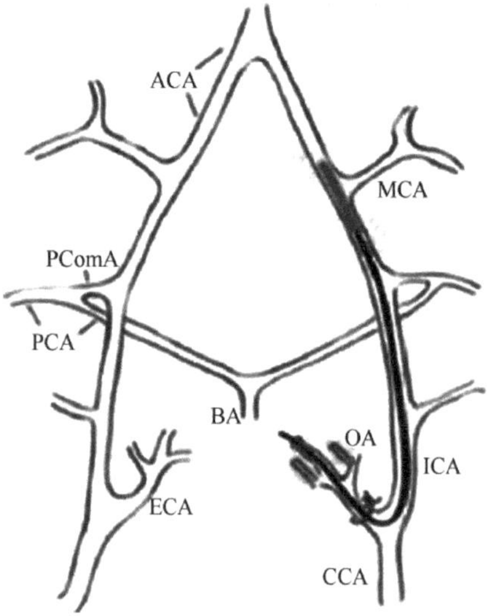

图 7-3　脑卒中造模结扎示意图

ACA，大脑前动脉；BA，基底动脉；CCA，颈总动脉；ICA，颈内动脉；MCA，大脑中动脉；OA，眼动脉；PCA，大脑后动脉；PComA，后交通动脉；ECA，颈外动脉

黑色实线两端末端结扎梗阻处

3. 注意事项　术后注意保暖，术后小鼠两日死亡率较高。

七、动物人道处死和尸体处理

从人道主义和动物保护角度，在不影响实验结果的同时，尽快让动物无痛苦死去。安乐死应具有保证实验动物在死去时中枢神经系统立即达到对痛觉的早期抑制，操作时能快速导致意识丧失。

1. 人道处死的实施条件

（1）得到实验结果或动物实验结束。

（2）经实验动物医师结合动物的体重、食欲、感染、肿瘤、濒死症状等，进行评估和判定，动物痛苦程度达到或超过预设的仁慈终点。

（3）其他原因不适合继续饲养。

2. 人道处死的操作方法

（1）注射药物安乐死：静脉注射安乐死药物戊巴比妥钠，作为安乐死的首选方法，为了控制人滥用药物的潜在危害性，戊巴比妥钠已列入二类精神类药物进行严格管控。也可选择在动物麻醉后，静脉注射氯化钾。在不便使用安乐死药物时，也可选取其他合适的安乐死方法。

（2）吸入麻醉气体进行安乐死：14 天龄以上小鼠、大鼠、豚鼠和仓鼠，可通过在不拥挤的箱中暴露于 40% CO_2 的方法处死，在通风良好的房间内，向未灌注 CO_2 的可透视处死箱内放入动物，以每分钟替换安乐死箱容积 10%～30%的速度将 CO_2 灌注到箱内，暴露 5min（20 日龄以上）或 10min（15～20 日龄），确定动物不动、不呼吸、瞳孔放大。关闭 CO_2，再观察 2～3min（豚鼠观察 5min），确定动物死亡。乙醚虽有效，但其易燃、易爆性对操作人员具有危险性，乙醚处死动物的尸体也有爆燃危险性，不推荐用乙醚安乐死。

（3）物理性安乐死：可采用颈椎脱臼、断颈、放血等物理方式安乐死。操作人员需手法熟练。麻醉后采血或放血的安乐死操作比较常用。因实验需求，如注射或吸入安乐死影响观察指标，无法使用化学药物或 CO_2 时，可采用脑脊髓刺毁法。操作人员须熟练掌握脑脊髓刺毁法，并在通过中国医学科学院医学实验动物研究所实验动物使用与管理委员会（IACUC）审批后方可实施。

（4）其他：斑马鱼适用于液氮低温冷冻或急速降温的方法进行安乐死。成年鱼沉浸在盐酸苯佐卡因水中（≥100mg/L）过量麻醉致死。脑脊髓刺毁法需操作人员操作熟练并通过 IACUC 审核。

3. 动物尸体的处理方法 动物安乐死时应在远离存活动物的非公开场所执行。确认动物死亡后，方可妥善处置尸体。动物尸体以不透明的感染性物质专用塑料袋（黄色）包装、储藏至冷冻柜后，委托有资质的单位进行处理。

参考文献

陈德富，陈喜文，2006. 现代分子生物学实验原理与技术. 北京：科学出版社.

范宪周，2013. 医学与生物学实验室安全技术管理. 2 版. 北京：北京大学医学出版社.

国家质量监督检验检疫总局，中国国家标准化管理委员会，2009. 实验室生物安全通用要求 GB 19489—2008. 北京：中国标准出版社.

李和，周莉，2008. 组织化学与免疫组织化学. 北京：人民卫生出版社.

梁智辉，胡豫，2019. 流式细胞术：从基础研究到临床医学应用. 武汉：华中科技大学出版社.

秦川，2015. 医学实验动物学. 2 版. 北京：人民卫生出版社.

沈萍，陈向东，2007. 微生物学实验. 4 版. 北京：高等教育出版社.

孙福川，王明旭，2013. 医学伦理学. 4 版. 北京：人民卫生出版社.

谭玉珍，2010. 实用细胞培养技术. 北京：高等教育出版社.

余上斌，陈晓钎，2019. 医学实验室安全与操作规范. 武汉：华中科技大学出版社.

Kurien B T，Scofield R H，2015. Western Blotting：Methods and Protocols. New York：Humana Press.

中英文缩写对照表

缩写	英文拼写	中文
BCA	bicinchoninic acid assay	二喹啉甲酸法
BF	bright field	明场
BMDM	bone marrow derived macrophage	骨髓来源巨噬细胞
BSA	bovine serum albumin	牛血清白蛋白
BSL	biological safety level	生物安全防护等级
CCD	charge-coupled device	电荷耦合器件
CCK-8	cell counting kit-8	细胞计数试剂-8
CFSE	carboxyfluorescein diacetate succinimide ester	5(6)-羧基二乙酸荧光素盐琥珀酰亚胺酯
CoIP	co-immunoprecipitation	免疫共沉淀
DAPI	4′,6-diamidino-2-phenylindole	4′,6-二脒基-2-苯基吲哚
DMSO	dimethyl sulfoxide	二甲基亚砜
dpi	dots per inch	点每英寸
EB	ethidium bromide	溴化乙锭
ELISA	enzyme linked immunosorbent assay	酶联免疫吸附试验
FBS	fetal calf serum	胎牛血清
FITC	fluorescein isothiocyanate	异硫氰酸荧光素
MCSF	macrophage colony-stimulating factor	巨噬细胞集落刺激因子
MTT	3-(4,5-dimethylthiazol-2-yl-2,5-diphenyltetrazolium bromide	3-(4,5-二甲基噻唑-2)-2,5-二苯基四氮唑溴盐
PBMC	peripheral blood mononuclear cell	外周血单个核细胞
PBS	phosphate buffered saline	磷酸缓冲盐溶液
PE	phycoerythrin	藻红蛋白
PI	propidium iodide	碘化丙啶
RCF	relative centrifugal force	相对离心力

续表

缩写	英文拼写	中文
rhGM-CSF	recombinant human granulocyte macrophage colony-stimulating factor	重组人粒细胞-巨噬细胞集落刺激因子
siRNA	small interfering RNA	干扰小 RNA
TEMED	*N*, *N*, *N*′, *N*′-tetramethylethylenediamine	四甲基乙二胺